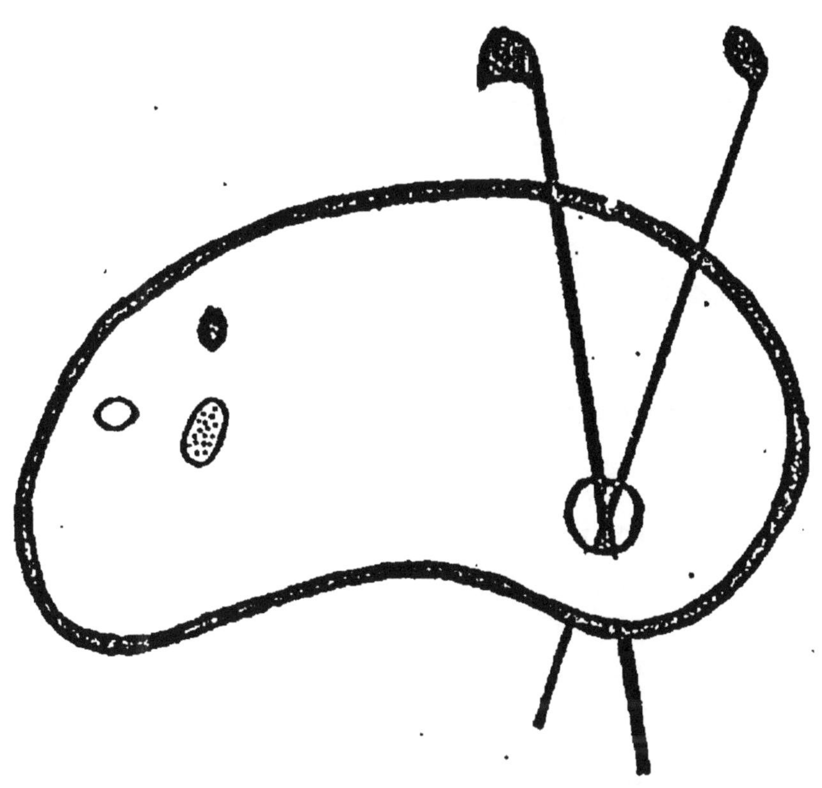

DEBUT D'UNE SERIE DE DOCUMENTS
EN COULEUR

Ce que toute femme doit savoir

Conférences faites à la Croix-Rouge

PAR

Charles RICHET

PROFESSEUR A L'UNIVERSITÉ DE PARIS,
MEMBRE DE L'INSTITUT

LES ANTISEPTIQUES — LES ANESTHÉSIQUES
LES ALIMENTS
L'HÉMORRAGIE — LA FIÈVRE — L'ASPHYXIE

LIBRAIRIE FÉLIX ALCAN

LIBRAIRIE FÉLIX ALCAN

BELLET (D.). L'Alimentation de la France et les ressources coloniales et étrangères. 1 vol. in-16.. 3 fr. 50

BITTARD (A.). Les Écoles de Blessés (*pensions-prothèse, apprentissage, placement*). 1 vol. in-16.. 3 fr. 50

BOUCHARDAT et RATHERY. Formulaire magistral Bouchardat, précédé de généralités sur l'art de formuler, *suivi d'un précis sur* les eaux minérales, naturelles et artificielles, *de notes sur* l'opothérapie, la sérothérapie, la vaccination, l'hygiène thérapeutique, le régime déchloruré, etc., *et d'un mémorial thérapeutique*, 35ᵉ édition, collationnée avec le nouveau codex. 1 vol. in-18, cart.. 4 fr. »

BOUCHUT et DESPRÉS. Dictionnaire de médecine et de thérapeutique médicale et chirurgicale, mis au courant de la science par les Dʳˢ MARION et F. BOUCHUT. 7ᵉ édit., très augmentée, 1 vol. in-4, avec fig. dans le texte et 3 cartes. Broché, 25 fr.; relié.............................. 30 fr. »

DELEARDE (W.). Guide pratique de Puériculture. 1 vol. in-16, cart. toil. 4 fr.

DUFOUR (H.). Manuel de Pathologie. *A l'usage des sages-femmes et des mères de famille.* 1 vol. in-16 avec 53 gravures dans le texte et 14 planches en couleurs hors-texte.. 6 fr. »

FLEURY (M. de). Bréviaire de l'Arthritique. 1 vol. in-16............ 4 fr. »

FIOLLE (J. et P.). Précis résumé de chirurgie de guerre. Préface du professeur Jacob. 1 vol. in-16.. 2 fr. »

FRANCILLON (Mᵐᵉ). La Puberté chez la Femme. 1 vol. in-16........ 4 fr. »

HARTENBERG (P.). Les timides et la timidité. 3ᵉ édit. 1 vol. in-18... 5 fr. »

— Psychologie des Neurasthéniques. 3ᵉ édit. 1 vol. in-16............ 3 fr. 50

— L'Hystérie et les hystériques. 1 vol. in-16...................... 3 fr. 50

— Traitement des neurasthéniques. 2ᵉ édit. 1 vol. in-16........... 3 fr. 50

JULLIARD (Charles). L'accoutumance aux mutilations. 1 vol. grand in-8, avec 143 gravures dans le texte... 8 fr. »

LAGRANGE. Hygiène de l'exercice chez les enfants et les jeunes gens, par le Dʳ F. LAGRANGE, 9ᵉ éd... 4 fr. »

L'exercice chez les adultes, *par le même.* 7ᵉ édition............... 4 fr. »

LAHOR (Dʳ Cazalis) et L. GRAUX. L'alimentation à bon marché saine et rationnelle. 2ᵉ édit. 1 vol. in-16. (*Couronné par l'Institut.*)........ 3 fr. 0

LAUMONIER (J.). Hygiène de l'alimentation, dans l'état de santé et de maladie. 4ᵉ édit. 1 vol. in-12, ill., ca... l'angl....................... 4 fr. »

— Hygiène de la cuisine. 1 vol. in-8 (*Bibliothèque-utile*)........... 0 fr. 60

LEVY (P.-E.), L'Éducation rationnelle de la volonté, *son emploi thérapeutique.* 5ᵉ édit. 1 vol. in-12, cart. à l'angl............................ 4 fr. »

— Neurasthénie et névroses. *Leur guérison définitive en cure libre.* 2ᵉ édit. 1 vol. in-16.. 4 fr. »

LONDE (P.). Essais de médecine préventive. 1 vol. in-16, cart. à l'angl. 4 fr. »

— La médecine préventive du premier âge. 1 vol. in-16, cart. à l'angl... 4 fr. »

MALMEJAC (F.). L'eau dans l'alimentation. 1 vol. in-8, avec fig..... 6 fr. »

RICHET (Ch.), membre de l'Institut, prof. à la Faculté de médecine de Paris. L'anaphylaxie. 3ᵉ édit. 1 vol. in-16.............................. 3 fr. 50

— La chaleur animale. 1 vol. in-8................................. 6 fr. »

QUINTIN (Mˡˡᵉ). Manuel d'Hygiène et d'enseignement social, préface de M. MESUREUX. 1 vol. in-32 (*Bibliothèque-utile*)......................... 0 fr. 60

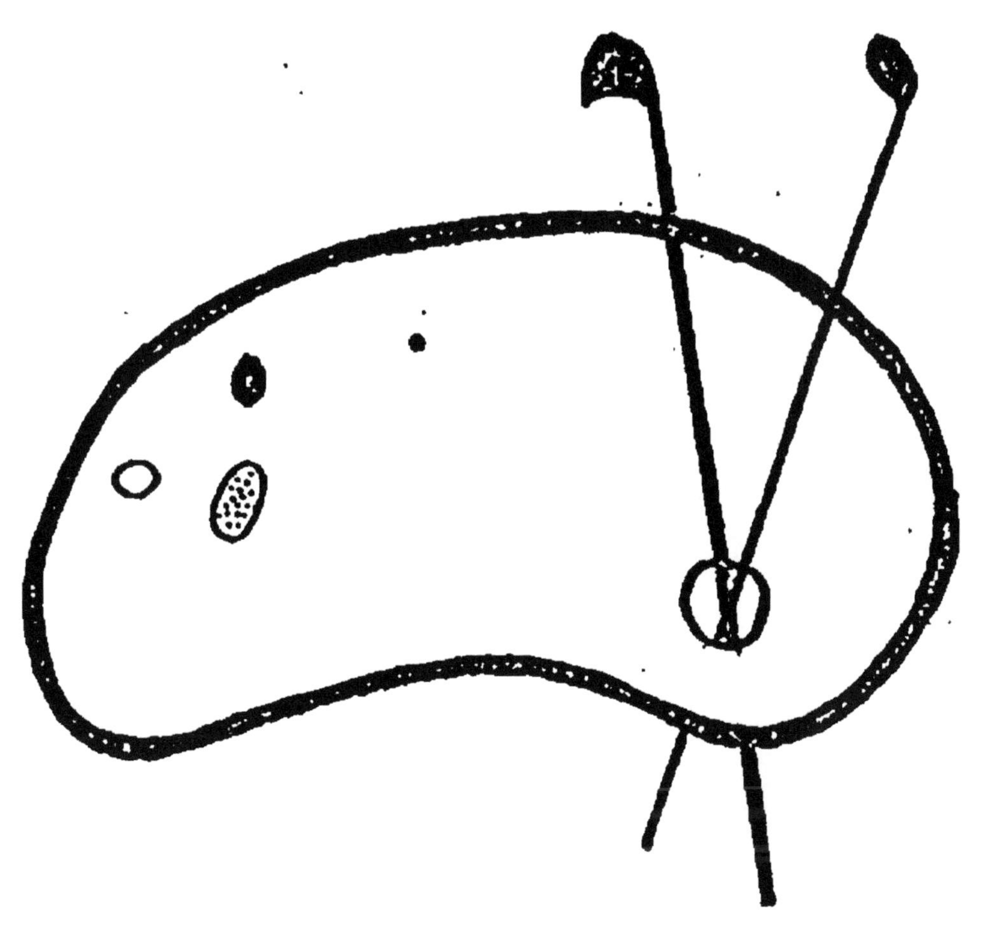

FIN D'UNE SERIE DE DOCUMENTS
EN COULEUR

Ce que toute femme

doit savoir

LIBRAIRIE FÉLIX ALCAN

Ce que toute femme doit savoir

Conférences faites à la Croix-Rouge

PAR

CHARLES RICHET

PROFESSEUR A L'UNIVERSITÉ DE PARIS,
MEMBRE DE L'INSTITUT

LES ANTISEPTIQUES — LES ANESTHÉSIQUES
LES ALIMENTS
L'HÉMORRAGIE — LA FIÈVRE — L'ASPHYXIE

PARIS

LIBRAIRIE FÉLIX ALCAN
108, BOULEVARD SAINT-GERMAIN, 108

1917

AVANT-PROPOS

Ces données de physiologie médicale, encore qu'extrêmement élémentaires, permettront à toutes les femmes généreuses, qui s'empressent de toutes parts pour donner leurs soins aux blessés et aux malades, de comprendre quelques-unes des grandes lois qui dirigent la thérapeutique moderne.

Il ne s'agit pas pour elles de pratiquer l'art médical ou d'exercer la chirurgie, mais de se rendre compte des prescriptions ordonnées par le médecin et des opérations exécutées par le chirurgien.

Non seulement, une fois qu'elles auront compris, elles rendront des services plus éclairés; mais encore elles trouveront quelque plaisir intellectuel à accomplir, en connaissance de cause, leur noble tâche.

AUX INFIRMIÈRES

Tout d'abord il faut que ceci soit bien établi; c'est que nulle distinction, quant aux devoirs et aux droits, n'est recevable entre les infirmières professionnelles, rémunérées, et les infirmières volontaires, dames du monde qui ont accepté la rude tâche de soigner les malades et panser les blessés.

Des infirmières volontaires on doit exiger la même régularité, la même docilité que des autres. Aux infirmières professionnelles nous devons demander le même dévouement et la même abnégation qu'aux volontaires.

Il n'y a pas deux codes, deux hiérarchies : toute inégalité serait une iniquité. Aussi les brèves paroles que je me permettrai d'adresser ici aux infirmières sont-elles destinées aux unes comme aux autres. Part égale dans les honneurs : part égale dans les charges. Il ne doit y avoir entre les volontaires et les professionnelles de différence qu'à l'heure de la paye, quelques minutes chaque semaine.

.·.

La première vertu est le *dévouement*. Il faut faire son métier, non pas par métier, ni même par devoir, mais par plaisir. Service commandé ou non, peu importe, il faut de l'ardeur, de l'enthousiasme, et, quoi qu'en ait dit Talleyrand, du zèle. Soyez sûre que vous ne ferez rien de bien si c'est en rechignant et la mort dans l'âme, l'ennui sur les lèvres, la lassitude dans la démarche, l'indifférence dans les mains. Assurément le métier d'infirmière n'est ni gai, ni facile, ni élégant. Vous ne vous acquitterez de votre tâche que si vous y mettez quelque passion.

Oui, madame, si vous avez dégoût ou fatigue, allez vous en. Ne franchissez pas le seuil de l'hôpital. Faites de la tapisserie, de la métaphysique, de la musique ou de la cuisine; mais renoncez à soigner des malades; car les malades auront vite reconnu que vous ne leur portez aucun intérêt, et ils ne vous le pardonneront pas, même si extérieurement vous accomplissez les gestes convenables.

Seconde vertu : la *docilité*.

Un de mes chers amis, un Anglais, parfois humoriste, me disait jadis que la première vertu d'une femme était la docilité; mais qu'il n'osait jamais faire cette déclaration à une femme; car toutes devenaient aussitôt furieuses.

Aussi ne parlerai-je d'obéissance que pour les infirmières. Mais à celles-là je demanderai avant tout d'être dociles, c'est-à-dire de ne pas traiter les malades suivant leurs opinions médico-chirurgicales, mais bien suivant les prescriptions du médecin. Théoriquement le médecin et le chirurgien sont infaillibles. Quoique en fait absolument inexacte, cette théorie fausse doit être admise comme sacro-sainte par l'infirmière. Si au n° 23 on ordonne un lavement, et un badigeonnage d'iode au n° 12; l'infirmière n'a pas le droit de faire le badigeonnage d'iode au n° 23, et de donner le lavement au n° 12. Si le médecin prescrit quinze gouttes de laudanum, il ne faudra en donner ni dix, ni vingt; mais bien quinze.

Et assurément cette docilité exige un réel sacrifice; car, à tort ou à raison, l'infirmière a ses idées personnelles sur les traitements, les opérations et les drogues. Elle a vu ou cru voir par exemple que la dose de quinze gouttes de laudanum est trop forte, et alors elle estime qu'il ne faut pas suivre à la lettre la prescription du médecin traitant. Dans ce cas elle aura une suprême ressource, c'est de s'adresser au médecin lui-même, et de lui faire respectueusement observer que la dose de quinze gouttes est, pour le malade en question, un peu trop forte. Avec quelque souplesse, elle réussira toujours à se faire entendre. Une remarque faite au médecin n'implique aucune indocilité. Au contraire : c'est une preuve de déférence.

*
* *

Troisième vertu : l'*activité*.

Autrement dit, pas de paresse. La Rochefoucauld, qui s'y connaissait en psychologie, déclarait que la paresse est notre grand ennemi, celui qui nous fait faire le plus de fautes. Remarque profonde. Plus on avance dans la vie, plus on voit que la négligence est à la base de nos pires erreurs.

L'infirmière ne doit pas connaître la paresse. Car, si elle est paresseuse, le pansement sera mal fait, la portion alimentaire mal cuite ou servie froide, le lit mal arrangé.

Et le malade pâtira de cette négligence. Qu'elle soit fatiguée ou ennuyée, la pauvre infirmière, je ne le sais que trop, hélas ! mais il importe que la prescription médicale soit exécutée. Or la fatigue n'est pas une excuse. Il ne faut pas que le malade souffre de la lassitude frappant ceux qui le soignent.

*
* *

Je pourrais faire encore une longue énumération de vertus ; mais je craindrais, en insistant, de faire paraître comme vraiment trop difficile ce redoutable métier.

Pourtant je ne saurais cacher qu'il ne suffit pas d'être dévouée, docile et active, qu'il faut bien d'autres qualités encore.

La gaieté : car les malades, nos soldats héroïques ayant échappé à la mort, ont besoin d'être consolés, égayés par une parole de réconfort.

Mais il ne convient pas que ces paroles d'amitié et de consolation dépassent la limite : car une trop grande intimité entre un jeune malade et sa jeune infirmière ne serait pas sans inconvénients. On m'a dit, mais je n'en veux rien croire, qu'il y eut parfois, dans des villes lointaines, quelques abus de ce genre.

Le bon caractère : c'est sottise que d'être susceptible, de récriminer contre les camarades, les médecins, les malades eux-mêmes (parfois bien exigeants). Être de bonne humeur constante, ce n'est pas facile, même dans la vie normale ; à plus forte raison dans une salle d'ambulance, où vous serez exposée à entendre des opinions qui ne sont pas les vôtres, et à subir de légères avanies qui vous paraîtront de lourdes iniquités.

La mise décente : pas de luxe, ni de bijoux, ni (peut-être) de fard, ni de robes à la trop dernière mode. Et pourtant quelque élégance sobre, et une exquise propreté !

.*.

Bref il faut une vertu surhumaine pour être une infirmière idéale. Mais dans la pratique on se contentera de moins.

Même je voudrais simplifier. Et, si je devais formuler en un mot l'ensemble de toutes les qualités qui sont nécessaires, je dirais qu'une seule suffit, qui est la *bonté*.

EN TEMPS DE GUERRE

CE QUE TOUTE FEMME DOIT SAVOIR

I

L'ANTISEPSIE

I

Mesdames,

Je n'ai la prétention ici que de vous donner des notions, très élémentaires, très banales, car il faudra résumer en quelques instants des faits qui auraient besoin de plusieurs volumes pour être convenablement exposés. Ce n'est donc même pas de la vulgarisation scientifique.

D'autre part, n'étant pas un praticien, je ne saurais vous donner des notions techniques, même très simples. Tout autre professeur vous les enseignerait bien mieux que moi.

Et cependant je crois pouvoir vous être utile en prenant les choses à un autre point de vue. Je voudrais vous faire connaître la raison d'être, la signification, la portée, des techniques médico-chirurgicales que vous verrez mises en œuvre, que vous mettrez peut-être vous-même en œuvre. Et en effet les médecins, pressés par le temps et la nécessité d'agir, ne prennent pas toujours la peine de justifier les principes fondamentaux qui dirigent leur pratique.

Il s'agit pour vous de comprendre la théorie de l'antisepsie, non pas de retenir — ce qui est en soi assez peu intéressant — des formules plus ou moins complexes; mais de vous faire une idée claire, adéquate, des choses que vous maniez ou que vous verrez manier. Et alors, une fois que ce fil conducteur aura été tenu par vous, vous pourrez vous guider sans effort à travers le dédale des faits particuliers; nul effort de mémoire ne sera plus nécessaire. Ce sera bien compris, solidement et irrévocablement compris. Classer autour de quelques théories élémentaires les multiples notions de détail, si nombreuses qu'elles soient, ce ne sera plus qu'un jeu.

Donc vous m'excuserez si, pour bien vous faire saisir l'enchaînement des causes et des lois, je fais cette supposition, assurément déraisonnable, que vous ne savez rien et que j'ai tout à vous apprendre. Si vous ignorez ce que je vous dis, eh bien! je suis tout excusé de vous l'enseigner. Si au contraire vous ne l'ignorez pas — comme c'est très vraisemblable — il y aura peut-être quelque agrément et quelque profit à entendre à nouveau des choses que vous connaissiez bien.

Aujourd'hui je vous parlerai de l'antisepsie, des antiseptiques, des désinfectants, de l'asepsie chirurgicale : toutes notions très modernes, qui sont la base de la science médicale contemporaine.

II

Le mot *antisepsie* veut dire : *qui s'oppose à la corruption, à la putréfaction*. Les substances antiseptiques sont donc celles qui combattent la corruption des plaies, l'altération des humeurs.

Quand une plaie sectionne ou qu'un traumatisme déchire un tissu, normalement ce tissu tend à se cicatriser, à se régénérer, à réparer immédiatement la blessure. Les deux lèvres de la plaie s'accolent, se soudent l'une à l'autre, et la cicatrisation se fait vite. Qu'il s'agisse d'un os, de la peau ou d'une muqueuse, c'est tout un. Une plaie non contaminée se cicatrise sans suppuration.

Mais il faut pour cela qu'aucun élément étranger n'intervienne ; car, si la plaie est contaminée par des parasites, ces parasites, en se développant, produiront des empoisonnements, locaux et généraux, qui infecteront le sang, altéreront les tissus, détermineront de la fièvre et quelquefois des accidents mortels.

Ces parasites, ce sont les *microbes*. Et me voici amené à vous expliquer ce qu'il faut entendre par ce mot fatidique.

Comme vous le savez toutes, c'est Pasteur qui a découvert le rôle prépondérant des microbes dont l'étiologie et l'évolution des maladies. De 1857 à 1877, par une série de travaux incomparables, il a établi un certain nombre de lois qui, pour la plupart, n'avaient même pas été soupçonnées avant lui.

Un microbe, c'est un végétal, qui, encore qu'extraordinairement petit, se développe, se nourrit, se propage comme les végétaux de grande taille. Une de ses caractéristiques, c'est de se multiplier avec une rapidité extrême, donnant quelquefois plusieurs générations en une heure, aptes à vivre dans les liquides nourriciers, et, par conséquent, dans les corps des animaux et des végétaux. Les microbes sont toujours prêts à infecter le sang, les humeurs, les tissus, et tous les liquides dans lesquels ils tombent.

On peut les connaître, étudier leurs formes, leurs réactions, leur vitalité, et surtout les poisons terribles qu'ils sécrètent, en les ensemençant dans des liquides nutritifs absolument dépourvus de tout autre germe. Alors ils pourront s'y développer absolument comme se développe le blé dans un terrain ensemencé avec des grains de blé. Le phénomène est exactement le même. On ne récolte pas de blé dans un champ quand on n'a pas ensemencé ce champ avec du blé. Il ne se développe pas de microbes quand des microbes n'ont pas ensemencé un liquide de culture. Et quand un microbe d'une certaine espèce est ensemencé, c'est cette espèce qui pousse, et non pas une autre.

Pasteur a démontré que ces microbes étaient partout : à la surface de tous les corps, dans les eaux, dans les airs, que, par conséquent, nous sommes entourés de toutes parts par des germes qui ne demandent pour se développer qu'à trouver un terrain favorable.

Pour vous rendre bien compte de l'effrayante multiplicité de ces êtres, voyez ce qui se passe quand, dans une chambre close, fermée à la lumière, vous faites passer subitement un étroit rayon de lumière. Dans l'obscurité, ce rayon fait une trace brillante; car il éclaire sur son passage une multitude de petites poussières, qu'on voit danser folâtrement au milieu des ténèbres de la pièce, dans tous les points que traverse le rayon lumineux. Ce rayon est invisible, et n'est pas lumineux, tant qu'il ne rencontre pas de particules solides sur son passage. Il ne devient apparent que lorsqu'il éclaire les innombrables granulations qui flottent dans l'espace.

Les microbes sont partout. Ils s'attachent à nos mains, à nos habits, à la surface de toutes choses : ils sont dans nos vêtements, dans nos aliments, dans nos boissons, dans tous les objets qui nous entourent. Ils sont la *poussière*; et il y a de la poussière partout. Donc, si nous n'avions pas reçu de la Nature d'admirables moyens de défense, nous serions envahis et détruits par ces parasites innombrables et invincibles, toujours vivants, toujours menaçants.

Mais nous avons des moyens de défense aussi puissants que nos ennemis ont des moyens d'attaque. Et notre essentielle protection, c'est notre peau. La peau intacte est absolument rebelle à l'action des microbes. Il n'y a aucun danger à manier les microbes les plus redoutables avec ses doigts. Jamais ils ne peuvent franchir l'épiderme, qui leur oppose une barrière infranchissable.

La peau est donc inattaquable; mais les muqueuses ne le sont pas. Nous avons une muqueuse digestive et une muqueuse pulmonaire que des microbes peuvent envahir. Pourtant, là encore, les défenses sont énergiques.

D'abord la muqueuse pulmonaire ne peut être atteinte que par les microbes de l'air. Or ceux-là sont, en général, peu offensifs. Et puis, même lorsqu'ils se sont fixés sur la muqueuse des voies aériennes, bientôt ils sont détruits par l'activité des cellules pulmonaires. D'ailleurs, ils arrivent difficilement au poumon, car ils sont arrêtés au passage par les fosses nasales, par la bouche, par le pharynx, de sorte que l'infection par les voies aériennes est probablement assez rare.

La muqueuse digestive est exposée à des infections multiples. Et, de fait, beaucoup de maladies, le choléra, la typhoïde, la tuberculose même, sont dues à l'infection digestive. Heureusement, à l'état normal, les sucs digestifs sont presque toujours assez puissants pour dissoudre, désagréger, détruire les microbes qui auraient pu pénétrer dans l'estomac et l'intestin.

Ainsi, quand il n'y a ni plaie, ni traumatisme, ni ulcération, la peau n'est *jamais* infectée par des parasites, et les muqueuses le sont *difficilement*.

Mais les choses changent, dès que la peau est entamée, car les tissus sectionnés sont devenus accessibles à l'envahissement parasitaire. L'épaisse et infranchissable barrière de l'épiderme est brisée, et la puissance microbienne a toute liberté pour agir. Or, comme il est difficile, pour ne pas dire impossible, d'empêcher quelque germe d'arriver au contact d'une plaie quelconque, toutes les plaies sont aussitôt infectées. Les microbes trouvent là un terrain de culture extrêmement favorable. Ils se développent avec une rapidité prodigieuse, comme grains de blé dans un champ, provoquent par leurs sécrétions, qui sont des sécrétions toxiques, l'émigration des globules blancs du sang (*diapédèse*). D'innombrables globules blancs sortent des vaisseaux capillaires et accourent de toutes parts pour venir au secours de l'organisme contaminé.

Pourquoi cette mobilisation générale des globules blancs, ou leucocytes? On admet qu'ils sont appelés dans la plaie par les émanations (odorantes?) qu'émettent les microbes; autrement dit par les substances toxiques que sécrètent les microbes.

Les globules blancs constituent la partie fondamentale du pus. Une plaie suppure parce que les microbes (qui végètent en abondance dans cette plaie) ont en abondance sécrété leurs poisons, et parce que ces poisons ont provoqué l'irritabilité des leucocytes.

C'est à Pasteur qu'est due cette notion fondamentale que les microbes infectent les plaies et que toute plaie non contaminée va droit et vite à la guérison.

Principe admirable et fécond que le grand Joseph Lister a le premier appliqué à la chirurgie.

Alors que de toutes parts les idées de Pasteur sur la diffusion des microbes étaient raillées et méconnues, Lister a compris qu'en s'opposant au développement de ces germes parasitaires on rendait les plaies inoffensives, et que la guérison s'opérait sans toutes ces terribles complications : tétanos, gangrène, érysipèle, infection purulente, maladies infâmes que le développement des germes morbides amène fatalement avec lui.

Car il n'est pas besoin de vous dire que le tétanos est dû au développement d'un microbe spécial; l'érysipèle, au développement d'un microbe spécial; l'infection gangreneuse au développement d'un microbe spécial. Sans microbes il n'y a ni tétanos, ni érysipèle, ni gangrène, ni septicémie. Il n'y a même pas de suppuration. Et la plaie évolue en quelques jours; la cicatrisation se fait rapidement et promptement.

Eh bien, l'antisepsie, c'est l'ensemble des procédés qui empêchent le développement des microbes, quels qu'ils soient. Les substances antiseptiques sont celles qui tuent les microbes, et, par conséquent, qui, versées sur une plaie, empêchent les complications microbiennes de se produire. En un mot, c'est presque toute la chirurgie.

Alors nous unirons dans une commune reconnaissance les noms de Pasteur et de Lister. C'est Pasteur qui a trouvé la loi primordiale, à savoir que le parasitisme est la cause des maladies. C'est lui qui a montré la dissémination et la nocivité des microbes; c'est Lister qui a appliqué à la chirurgie les géniales découvertes de Pasteur. Et le grand chirurgien anglais se plaisait à reconnaître que le grand savant français fut son maître et son inspirateur.

III

Pour comprendre ce qu'est un antiseptique, il suffira de savoir que les végétaux microbiens, c'est-à-dire les microbes, sont, ainsi que tous les êtres vivants, susceptibles à l'action des poisons. Un microbe, qui pousse bien dans un bouillon de culture, pousse mal si l'on y introduit 1 centigramme par litre de bichlorure de mercure, et il ne pousse plus du tout quand on y met 1 décigramme.

Alors, tout de suite, vous voyez que l'on peut connaître d'une manière générale la force antiseptique de telle ou telle substance, en étudiant la manière dont se comporte un microbe dans une liqueur contenant telle ou telle quantité de cette substance. On est arrivé ainsi à découvrir qu'il y a des substances très antiseptiques, comme le bichlorure de mercure, tous les sels de mercure et tous les sels des métaux lourds : platine, or, argent, cuivre, plomb, zinc, etc. ; des substances fortement antiseptiques, comme les corps chimiques, qui dégagent de l'oxygène, eau oxygénée, permanganate de potasse, hypochlorites, acide chromique ; comme aussi les substances qui contiennent dans leur molécule le noyau phénylique, radical de la benzine, acides picrique, salicylique, benzoïque, etc. ; des substances enfin faiblement antiseptiques, comme la plupart des autres sels métalliques et beaucoup d'acides organiques.

Mais je ne puis ici entrer dans le détail. Sachez seulement que les antiseptiques sont en nombre immense, et que la pratique chirurgicale, les éliminant presque tous comme ayant plus d'inconvénients que d'avantages, n'en a guère retenu qu'une demi-douzaine environ.

Et de cela je ne peux vous entretenir aujourd'hui ; ce serait une trop longue étude. Je me contenterai de vous donner quelques lois simples :

1° Les antiseptiques, en même temps qu'ils agissent sur les microbes, agissent aussi sur les tissus vivants, et de la même manière offensive. Par conséquent, ils altèrent les plaies, rendent la cicatrisation plus difficile que si celle-ci avait pu s'opérer normalement et simplement.

Ainsi le fer rouge et la cautérisation ignée, qui, certainement, détruisent tous les microbes, sont de très mauvais agents antiseptiques ; car ils brûlent et détruisent les tissus, ce qui rend la cicatrisation lente, périlleuse, difforme.

2° Les antiseptiques agissent d'autant plus efficacement que la température à laquelle on les fait agir est plus élevée.

3° Il y a une dose à laquelle les antiseptiques ralentissent l'évolution des microbes sans cependant les tuer définitivement. Il y a donc une dose différente pour empêcher un microbe d'évoluer ou pour tuer un microbe. La dose qui tue le microbe est la dose *désinfectante* ; c'est-à-dire telle que non seulement le microbe ne peut plus se développer, mais encore que ses spores, c'est-à-dire les formes arrondies qu'il prend lorsqu'il se trouve dans un milieu défavorable, sont définitivement tuées et réduites à l'impuissance.

4° Les microbes divers ne sont pas tués par les

mêmes poisons antiseptiques à la même dose; chacun d'eux offre une résistance différente à l'action des poisons.

En général, et fort heureusement, les microbes pathogènes, c'est-à-dire aptes à pulluler rapidement dans l'organisme et à créer des maladies, sont beaucoup moins résistants aux agents antiseptiques que les microbes non pathogènes.

5° Les antiseptiques qui coagulent les matières albuminoïdes sont de mauvais antiseptiques, car dans la coagulation ils englobent, et souvent avant de les détruire, des masses microbiennes qui restent ainsi dans la plaie et qui conservent toute leur virulence.

6° Les antiseptiques sont en général d'autant moins offensifs qu'ils sont plus volatils; car, lorsqu'ils sont fixes, comme il est impossible d'empêcher qu'ils ne soient absorbés, ils ne s'éliminent plus de l'organisme, après qu'ils ont été absorbés, que très difficilement.

Ne pouvant entrer dans le détail d'action des divers antiseptiques, je me contenterai de vous indiquer :

1° L'eau iodée, c'est-à-dire de l'eau contenant 5 p. 100 de teinture d'iode.

2° Les sels de mercure, à la dose d'un millième, sont désinfectants, parasiticides énergiques, mais leur emploi n'est pas sans quelque danger. Le cyanure de mercure est préférable au bichlorure : il est encore actif à 1 p. 10.000.

3° L'eau oxygénée, les hypochlorites (de soude, de potasse ou de chaux), le permanganate de potasse, l'acide picrique, l'iodoforme, sont toutes substances faciles à manier, et excellemment antiseptiques.

4° A dose plus forte, le phénol, l'alcool camphré, l'alcool, l'acide borique ont, dans des cas spéciaux, des avantages remarquables.

C'est au chirurgien traitant qu'il appartiendra de décider quels antiseptiques à employer. D'une manière générale, aux personnes qui n'ont pas l'habitude de formuler des ordonnances et de manier des poisons, je recommanderai l'acide borique, parce qu'il n'est ni caustique, ni offensif, ni toxique ; étant en soi assez peu soluble pour qu'on l'emploie en aussi forte concentration qu'on pourra obtenir. De plus, c'est un corps solide, maniable, peu coûteux. Il ne noircit pas le linge comme le permanganate de potasse, ne sent pas mauvais, comme l'iodoforme, n'altère pas la fonction des reins comme les sels de mercure. Avec un kilogramme d'acide borique, on pourra avoir 30 litres d'une solution *faiblement antiseptique*, mais enfin antiseptique, en tout cas innocente [1].

---

1. Ne pas oublier que, pour avoir une solution d'acide borique saturée, il faut en mettre dans l'eau bouillante en assez grande quantité pour qu'une partie des cristaux reste insoluble (environ 50 grammes par litre).

IV

La désinfection et l'antisepsie se produisent par les mêmes agents chimiques. Tous les désinfectants sont des antiseptiques, mais la réciproque n'est pas vraie; car des substances modérément antiseptiques n'ont pas des propriétés désinfectantes suffisantes (comme l'acide borique, par exemple).

De plus on ne peut se servir pour la désinfection de substances qui sont coûteuses, comme l'eau oxygénée; ou qui détruisent le linge et altèrent les couleurs des étoffes, comme l'hypochlorite de chaux, l'iode, le permanganate de potasse; ou qui sont très toxiques, comme les sels de mercure et même de cuivre. De sorte qu'au point de vue des substances chimiques, qui doivent être à la fois peu coûteuses et non toxiques, le choix des désinfectants est assez limité. Il y a surtout le formol (aldéhyde formique) et le sulfate de fer.

V

Aussi la vraie désinfection, ou pour mieux dire la stérilisation, doit-elle se faire par d'autres moyens que par les moyens chimiques, c'est-à-dire par la chaleur.

Il suffit d'élever les objets chargés de poussières

et de germes à une certaine température plus ou moins prolongée pour que ces germes et ces poussières soient détruits.

A 70°, les microbes, pathogènes ou non pathogènes, ne peuvent plus continuer leur évolution ; mais ils ne sont pas tués.

A 100°, la plupart des microbes sont tués, mais quelques-uns échappent, s'ils sont à l'état de spores, si la chaleur est sèche, et non en milieu humide ou liquide, et surtout si la température de 100° dure moins d'une heure.

A 110°, il suffit d'un quart d'heure pour que tous les germes soient tués définitivement.

Enfin à 118°, trois minutes suffisent pour que tous les germes soient anéantis, spores ou adultes.

Notons que la chaleur sèche est toujours moins efficace que la chaleur humide, et qu'il faut, en milieu sec, doubler toutes les durées que nous venons d'indiquer.

De tous les agents de désinfection, la chaleur est le plus commode, le plus efficace et le plus sûr. Les linges ou instruments, placés quelques minutes dans une étuve dont la température est de 115°, ou un quart d'heure dans une étuve à 110°, ou une heure dans une étuve à 100°, sont anéantis, et la désinfection, autrement dit la stérilisation, est complète.

Et si à l'action de la chaleur on ajoute un agent

chimique antiseptique, par exemple le formol, alors
la désinfection est plus rapide encore. Mais pourquoi
ajouter des agents chimiques? N'est-il pas plus sage
de mettre dans une bonne étuve bien réglée, — et
il y en a d'excellentes, qui sont de toutes dimen-
sions — les objets qu'on se propose de désinfecter,
et de les laisser ainsi pendant un quart d'heure à
110°? Rien n'est plus simple; rien ne donne plus
de sécurité à la désinfection.

VI

Quelle que soit la puissance des désinfectants et
des antiseptiques, il vaut mieux ne pas s'en servir,
car après tout, volatils ou fixes, dilués ou concen-
trés, ils sont toxiques, aussi bien pour les cellules
de l'organisme que pour les cellules parasitaires.

On a alors imaginé ceci, qui est la grande con-
quête de la chirurgie moderne, c'est qu'il faut
opérer sans qu'il y ait de microbes à craindre.

L'*antisepsie* est la destruction des microbes :
l'*asepsie,* c'est l'absence de microbes.

Bien entendu, on ne peut parler d'asepsie pour
les plaies accidentelles et les traumatismes. Quand
une balle ou un éclat d'obus pénètrent dans les
chairs, ni la peau, ni les vêtements, ni le projectile
lui-même, ne sont exempts de germes infectieux :
et on peut presque admettre cet axiome que *toute
plaie qui n'est pas une plaie opératoire est infectée.*

En conséquence, il faut que le premier pansement soit antiseptique. Autrement dit le chirurgien devra appliquer sur la plaie, forcément contaminée par de nombreux et peut-être redoutables microbes, des substances chimiques qui entraveront leur évolution.

Si, comme cela est trop souvent le cas dans les époques tragiques que nous vivons, le premier pansement ne peut être fait que quelques heures (parfois même, hélas! quelques jours) après le traumatisme, alors la plaie est déjà profondément infectée, et des antiseptiques énergiques sont nécessaires. La plaie sera en pleine suppuration; des liquides putrides couleront en abondance; des fusées phlegmoneuses s'infiltreront dans les tissus. Toute asepsie serait illusoire, en présence de ces infections intenses.

Mais, quand au lieu d'avoir à traiter une plaie qu'il n'a pas faite, le chirurgien doit faire lui-même la plaie, c'est-à-dire *opérer* en incisant la peau intacte, pénétrant dans une cavité séreuse (plèvre, péritoine, articulation) qui n'a été ouverte à l'air par aucun traumatisme antérieur, alors le chirurgien a le devoir d'éliminer par avance tous les microbes, quels qu'ils soient, offensifs ou non offensifs, pathogènes ou non pathogènes : et il doit opérer en milieu stérile.

Dans cette asepsie opératoire il y a un certain nombre de règles précises, si précises et si minutieuses que nul chirurgien ne peut se vanter d'avoir jamais fait une opération sans avoir commis quelque légère faute contre l'asepsie.

1° La peau de l'opéré doit être lavée à plusieurs reprises, et stérilisée par des savons, puis par des liquides antiseptiques.

2° Les instruments, les linges, les objets quelconques destinés à toucher la plaie doivent avoir été stérilisés à l'autoclave (118° au moins pendant quelques minutes) : et ils ne doivent après cette stérilisation toucher aucun objet, quel qu'il soit, qui n'ait pas été stérilisé.

3° Les mains du chirurgien doivent être lavées et stérilisées. Même il vaut mieux que le chirurgien — ainsi que tous les assistants — ne touche pas la plaie avec ses mains, fussent-elles soigneusement stérilisées, de sorte que l'emploi des gants stérilisés est devenu indispensable.

4° Il ne reste plus alors pour contaminer la plaie que les microbes de l'air. Mais ceux-là sont peu offensifs. D'ailleurs, pour que des poussières ne se détachent pas des objets, des murs, des vêtements, dans la salle d'opération, tout (murs, meubles, vêtements) doit avoir été au préalable désinfecté.

Et ainsi le contact des microbes sera empêché *presque totalement* : nous ne disons pas totalement, car il est peu vraisemblable qu'il n'y ait absolument aucune contamination par une poussière ayant échappé à la destruction, et voltigeant dans l'air.

Mais cette poussière est bien rarement suffisante pour ensemencer : et puis fort heureusement les microbes pathogènes sont, relativement aux microbes non pathogènes, en nombre très faible; pratiquement, ils sont sans danger.

VII

Et on peut résumer ce résumé en quelques propositions élémentaires.

1° L'antisepsie doit être offensive pour les microbes et inoffensive pour les plaies.

2° Toute plaie qui n'a pas été faite par le chirurgien a besoin d'être antiseptisée, et aussi promptement que possible.

3° Le chirurgien doit opérer dans un milieu *aseptique*, c'est-à-dire n'entamer la peau intacte qu'avec des instruments (et des mains) stérilisés.

4° Par l'antisepsie (pour les plaies) et l'asepsie (pour les opérations) on a sauvé des milliers et des milliers d'existences. Dans cette guerre sanglante, plus sanglante que toutes les guerres du passé, qui n'étaient que jeux d'enfants au prix de celle-ci, il y a eu certainement du côté français seulement plus de deux millions de blessés. La mortalité (dans les hôpitaux et ambulances) pour blessures de guerre, qui était autrefois de 80 p. 100, et parfois davantage, est maintenant de 5 p. 100 : c'est-à-dire que 75 p. 100 de nos chers blessés sont sauvés par l'antisepsie. Cela fait, pour deux millions de soldats, quinze cent mille vies humaines conservées par le génie de Pasteur et de Lister.

II

LES ANESTHÉSIQUES

—————

Mesdames,

Le mot « anesthésie » dérive du grec : il signifie privation de sensibilité ; le problème de l'anesthésie se ramène donc à ceci : *supprimer pendant un temps la sensibilité douloureuse.*

Il y a des substances qui possèdent cette propriété singulière, et qui sont cependant à peu près inoffensives. Ce sont les anesthésiques.

C'est de ces substances que je vais vous parler en vous indiquant quel est le mode d'action des anesthésiques, quels en sont les dangers, et, par conséquent, quelles sont les règles d'une bonne anesthésie.

I

Un mot d'abord, très bref, sur l'historique. Il ne s'agit pas ici, comme pour les antiseptiques, d'une découverte due au labeur, à la persévérance, à l'ingéniosité de grands savants; la découverte des anesthésiques est le fait du hasard. Elle est l'œuvre, non de savants, mais de praticiens aussi jeunes qu'inexpérimentés, de dentistes américains.

En 1844, un jeune homme de vingt ans, nommé Horace Wells, assistait à un cours où l'on faisait des expériences sur le protoxyde d'azote. Il se heurta à un banc et fut tout étonné de ne ressentir aucune douleur. Il eut alors, devant peu de temps après subir l'avulsion d'une dent malade, l'idée de respirer du protoxyde d'azote avant d'être opéré. Ce même protoxyde d'azote, qui l'avait insensibilisé contre le choc, l'insensibilisa lors de l'extraction de sa dent. Ayant supporté sans rien ressentir cette opération très douloureuse, il comprit, comme il le disait, qu'une ère nouvelle était née pour la chirurgie.

Quelque temps après, en 1845, deux autres dentistes américains, ayant eu connaissance des recherches de Wells, voulurent essayer l'éther dit sulfurique (oxyde d'éthyle), cet éther qu'on emploie encore aujourd'hui pour les opérations chirurgicales. Ils réussirent parfaitement. La douleur dans les opérations de chirurgie était supprimée.

Très rapidement cette belle découverte se développa, de telle sorte qu'en 1847, grâce aux découvertes du physiologiste français, Flourens, ainsi qu'à celles du médecin et accoucheur anglais Simpson, tous les chirurgiens purent pratiquer couramment l'anesthésie.

Donc l'anesthésie a mis fin à cette situation abominable, à laquelle nous ne pouvons songer maintenant sans horreur; un malheureux malade auquel la longue attente d'une souffrance physique atroce impose à l'avance une souffrance morale atroce.

Aujourd'hui ce supplice a cessé : on sait à présent qu'on ne souffrira plus quand on sera opéré. Et, quand on est opéré, il n'y a plus de douleur.

Parmi les bienfaits que la science médicale a répandus dans le monde, il n'en est peut-être pas de comparable.

II

Pour bien vous faire entendre ce qu'est l'anesthésie, je suis forcé d'entrer dans quelques considérations anatomo-physiologiques que je vais vous exposer très rapidement.

Le système nerveux possède la sensibilité. En effet, soit à la périphérie du corps, soit à celle de nos viscères, il existe des nerfs qui se rendent au cerveau, nerfs dits sensibles; car, lorsqu'ils sont fortement ébranlés, ils provoquent, dans le cerveau et la conscience, une sensation qui est de *la douleur*. La douleur apparaît toutes les fois que les nerfs sont violemment excités, par l'électricité, par la chaleur, par une contusion ou un traumatisme quelconques. Alors les centres nerveux, c'est-à-dire le cerveau conscient, perçoivent une sensation spéciale, sensation qu'on ne peut pas définir autrement que par le mot *douleur*.

Par conséquent, en engourdissant le cerveau, en paralysant la sensation cérébrale, on pourra abolir la douleur.

De là, deux moyens d'abolir la douleur : supprimer la sensibilité dans les nerfs qui transmettent une excessive vibration, ou supprimer la sensibilité dans les centres nerveux qui la perçoivent.

A ces deux variétés d'anesthésie répondent deux procédés d'anesthésie tout à fait différents : l'anesthésie *locale* dans le premier cas, lorsque est supprimée la sensibilité du nerf qui transmet, et l'anesthésie *générale* dans le second cas, lorsque est empêchée la vibration douloureuse des centres nerveux.

III

Nous parlerons d'abord de l'anesthésie générale, c'est-à-dire des substances qui, introduites dans l'organisme (par la respiration), arrivent aux centres nerveux et suppriment la sensibilité consciente de ces centres. Et nous prendrons comme type l'anesthésique qui est le plus communément employé, je veux parler du chloroforme.

Le chloroforme est un liquide volatil, dont la vapeur se mélange à l'air. Le gaz chloroforme, ainsi introduit par la respiration dans le poumon, pénètre dans le sang, et, par le sang, arrive jusqu'aux centres nerveux. Là, il produit une intoxication spéciale, de sorte que l'anesthésie par le chloroforme équivaut à un empoisonnement passager du système nerveux.

Quelles sont les différentes périodes de l'intoxication chloroformique?

Vous avez, sans doute, vu déjà chloroformer des malades ; néanmoins, je vais vous tracer le tableau des différents phénomènes qui se produisent alors.

D'abord, il y a une période d'*excitation*, c'est-à-dire que l'action du chloroforme ne commence pas par l'insensibilité. L'individu chloroformé continue à se mouvoir, à s'agiter, à se plaindre, à voir les objets qui sont autour de lui ; mais, par un mot qui résumera tout, il *délire* : il est en état d'ivresse.

L'ivresse chloroformique n'est pas très différente de l'ivresse alcoolique : dans les deux cas il y a exagération des idées, qui vont et viennent tumultueusement. La raison est impuissante à réfréner les idées qui frémissent en désordre dans le cerveau. Ce trouble de l'intelligence est tel que la mémoire, à ce moment, est profondément atteinte : on ne se souvient plus des paroles incohérentes qu'on a prononcées au début du sommeil chloroformique.

On peut expliquer, de la manière suivante, cette intoxication cérébrale du début.

La masse cérébrale est recouverte, à sa périphérie, d'une substance grise qui est le siège de l'intelligence, de l'idéation; cette couche de substance grise est constituée par les cellules nerveuses du cerveau, les plus sensibles de l'organisme. Un poison qui a pénétré dans le sang n'atteint pas tout de suite les muscles, les nerfs, les glandes et autres tissus; avant d'agir sur ces divers appareils, il intoxique les cellules nerveuses cérébrales; car celles-ci sont extrêmement sensibles au poison. De sorte qu'à une faible dose de chloroforme, alors que tous les autres tissus ont conservé leur intégrité, le système nerveux psychique cérébral, c'est-à-dire les cellules nerveuses qui président à l'idéation, à la mémoire, au raisonnement, à l'intelligence, sont excitées, troublées, pour être, un peu plus tard, paralysées.

Telle est la première période, période dans laquelle le poison a porté son action sur les cellules nerveuses de la substance grise cérébrale corticale. C'est la phase préliminaire de l'intoxication chloroformique. Mais on ne peut pas la mettre à profit pour l'opération même; car, à ce moment, les malades font encore des mouvements désordonnés, et l'état d'agitation est extrême. Ils ne sont ni silencieux, ni immobiles, comme il conviendrait qu'ils le fussent. Les autres cellules du système nerveux ne sont pas empoisonnées par la faible dose à laquelle agit le poison sur les cellules de l'écorce cérébrale.

Mais venons à la seconde période.

La seconde période est caractérisée par la fin des actions réflexes de la moelle épinière.

Toute la périphérie du corps est munie de nerfs sensibles, qui envoient leur excitation à la moelle. Cette excitation se réfléchit sur des nerfs moteurs, le nerf sciatique ou le nerf brachial, par exemple, qui donnent le mouvement aux membres inférieurs ou supérieurs. Cette transmission du mouvement aux nerfs moteurs par l'excitation des nerfs sensibles peut avoir lieu sans l'intervention du cerveau ni du bulbe : c'est ce qu'on appelle l'*action réflexe*. Or, à la première période de l'action chloroformique, les actes réflexes continuent à se produire, c'est-à-dire que, si l'on touche, par exemple, la conjonctive du sujet soumis à l'anesthésie, l'œil se ferme involontairement, sans peut-être que le malade en ait conscience. C'est là une action réflexe typique.

A la seconde période de l'intoxication chloroformique, les actions réflexes ont disparu. A ce moment, toute activité du système nerveux s'est éteinte, sauf celle d'un appareil qui continue à vivre, ce qui permet de poursuivre l'administration du chloroforme au malade. Cet appareil, c'est le bulbe rachidien, centre nerveux intermédiaire au cerveau et à la moelle épinière.

Il y a dans le bulbe un centre respiratoire qui commande à la respiration. Ce centre respiratoire est beaucoup plus résistant à l'action du chloroforme que les cellules de l'encéphale ou que les cellules de la moelle ; de sorte que la période chloroformique proprement dite, celle que l'on doit mettre à profit pour exécuter alors l'opération, c'est la période pendant laquelle les réflexes ont disparu et l'intelligence est abolie, mais pendant laquelle la respiration persiste.

En effet, quoique les malades chloroformés soient immobiles, quoiqu'ils n'aient plus ni réflexes, ni intelligence, quoiqu'ils soient insensibles à tout ce qui les entoure : cependant ils continuent à respirer.

Voilà pour la période chloroformique opératoire. Cependant, poussons plus avant l'administration du chloroforme. Il faut se garder de le faire dans les opérations chirurgicales ; mais les physiologistes ont pratiqué l'expérience sur des animaux, afin d'observer le moment où la dose du chloroforme est mortelle. Or, à cette troisième période, la respiration s'arrête ; car la dose de chloroforme est assez forte pour paralyser le bulbe, centre respiratoire. Pourtant il reste encore certaines cellules nerveuses qui sont actives et vivantes : ce sont les cellules nerveuses, dites ganglionnaires, du cœur, de sorte que, chez un animal chloroformé ou chloralisé (assez profondément pour ne plus pouvoir respirer spontanément), on peut entretenir la respiration artificielle pendant que le cœur continue à battre.

Ainsi, grâce à l'emploi du chloroforme, nous arrivons à dissocier les différentes cellules nerveuses de l'axe cérébro-spinal, et à constater qu'il existe entre elle une sorte de hiérarchie. Il y a d'abord celles qui sont très sensibles et qui sont le siège de l'intelligence ; il y a ensuite celles qui sont un peu moins sensibles et qui président aux actes réflexes ; il y en a d'autres qui sont plus résistantes : ce sont celles du centre respiratoire, et enfin l en est d'extrêmement résistantes : ce sont les cellules nerveuses du cœur, qui peuvent continuer à assurer le fonctionnement de cet organe, alors que toutes les autres cellules nerveuses sont profondément atteintes.

Nous pouvons, dans certains cas, faire des opérations sans atteindre même la seconde période, c'est-à-dire qu'il est possible d'agir avec de faibles quantités de chloroforme, et d'opérer à un moment où la douleur a disparu, avant que toute action réflexe ait cessé, et ne pas pousser l'administration du chloroforme jusqu'à faire disparaître toute activité réflexe, cependant qu'alors on a pu abolir, en grande partie, la douleur. On obtient ce résultat en pratiquant, avant l'inhalation chloroformique, l'injection d'une petite quantité de morphine.

C'est Claude Bernard qui a découvert ce fait important. Une injection préalable de morphine rend, en
effet, l'individu extrêmement sensible au chloroforme, trop sensible peut-être, puisque quelques
bouffées de chloroforme respiré dans ces conditions suffisent à l'endormir profondément. Même
certains chirurgiens estiment que ce sommeil est
trop profond, trop rapide, et que le réveil est difficile. Aussi, en général, dans la pratique chirurgicale,
ne donne-t-on pas de morphine au malade avant
d'administrer le chloroforme, parce qu'à la suite
de cette double intoxication des accidents sérieux
peuvent se produire.

Parfois même on a pu opérer à la première
période sans avoir au préalable injecté de morphine. Avec quelques bouffées de chloroforme, on
produit l'*analgésie*. « Analgésie » signifie : absence
de douleur. Voyez comme ces mots sont bien imaginés ; anesthésie, c'est l'absence de sensibilité ;
analgésie, c'est l'absence de douleur. Dans ce dernier état, il y a encore sensibilité au contact, et
action réflexe, mais il n'y a plus de douleur : il y a
analgésie.

On peut ainsi donner du chloroforme, dans les
accouchements, par exemple. En effet, comme les
phénomènes mécaniques de l'accouchement sont
essentiellement phénomènes réflexes, l'expulsion
de l'enfant peut encore se faire par les contractions
utérines, qui sont réflexes. On n'a pas aboli les

actions réflexes, parce qu'on a supprimé la sensibilité ; elles continuent à se manifester tant qu'on n'a pas atteint la seconde période, période au cours de laquelle toute activité de la moelle épinière a disparu.

On peut donc résumer les quatre périodes de l'intoxication chloroformique de la manière suivante :

1° Analgésie. Mort du système psychique.

2° Anesthésie. Mort des actes réflexes.

3° Mort du bulbe. Arrêt de la respiration.

4° Mort des cellules nerveuses cardiaques. Syncope. Mort générale.

IV

Nous arrivons maintenant au point le plus important de cette étude ; il s'agit de savoir *comment on meurt par le chloroforme*. J'ai l'habitude de dire à mes élèves, dans la leçon que je leur fais spécialement sur ce sujet : « Je vais vous apprendre comment on tue son malade par le chloroforme. »

Il est important que vous aussi, mesdames, vous sachiez bien comment on peut tuer son malade par le chloroforme. Mais, pour vous l'apprendre, il faut que j'entre dans certains détails de physiologie. Hélas! parfois, les chirurgiens, malgré tout leur savoir, malgré toutes leurs précautions, malgré la légitime terreur qu'ils ont du chloroforme, ont encore des accidents d'anesthésie mortels à enregistrer.

Comment meurt-on par le chloroforme? Je vais vous le dire tout de suite pour qu'il n'y ait dans l'esprit d'aucune d'entre vous quelque hésitation sur ce point : *on meurt du chloroforme par le cœur*. Voilà un fait absolument certain. Jamais on ne meurt par un autre organe que le cœur : on ne meurt que par la mort du cœur.

Par conséquent, vous voyez immédiatement quelle conclusion pratique il y a, pour vous, à tirer de ce fait, c'est qu'il faut surveiller le pouls avec une attention, je dirais presque une anxiété, persistante, car l'état du pouls traduit l'état du cœur. Tant que le pouls continue à battre avec force et régularité, il n'y a rien à craindre.

Et j'insiste; car l'opinion de beaucoup de chirurgiens — autrefois du moins — était qu'on peut mourir du chloroforme par défaut de respiration, c'est-à-dire par asphyxie. C'est là une très grosse erreur : jamais on ne meurt par asphyxie dans la chloroformisation.

La mort par asphyxie et la mort par chloroformisation sont d'espèce absolument différente : il faut trois, quatre, cinq minutes pour tuer un individu par asphyxie : il faut trois, quatre, cinq secondes pour tuer un individu par l'arrêt chloroformique du cœur. L'arrêt est soudain, instantané, imprévu. La face pâlit tout d'un coup, et le pouls s'arrête, puisque le cœur s'est arrêté. Toute vie est suspendue, pour toujours, hélas ! car il n'est guère d'espoir qu'on va faire revenir les contractions du cœur, dès qu'il a eu une syncope d'un quart de minute.

Au contraire, quand la respiration s'est arrêtée — et elle s'arrête quelquefois pendant l'inhalation du chloroforme — vous la rétablissez très rapidement en faisant la respiration artificielle, en pressant le thorax, en mettant le malade la tête en bas, en tirant la langue en bas et en avant. Donc, du côté de la respiration, rien à craindre. Vous avez, à partir du moment où elle a cessé, trois ou quatre minutes devant vous pour faire la respiration artificielle, et, tant que le pouls continuera à battre, vous pouvez être sûres, absolument sûres, que la respiration reviendra ; tandis que, si le cœur s'est arrêté, alors rarement — trop rarement, voire presque jamais — vous ne pourrez le faire revenir.

Par conséquent, faites constamment attention au cœur ; veillez à ce que le pouls ne se ralentisse ni ne faiblisse. Que toujours quelqu'un soit là pour tâter le pouls, constater sa fréquence et la force de ses battements. *Le pouls ne doit pas faiblir.*

La respiration, elle, peut être gênée, troublée. Cela importe assez peu. Même, qu'il y ait quelques menaces d'asphyxie, c'est sans danger. Ou plutôt le danger est un de ceux qu'on peut facilement combattre. Suspendez les inhalations, tirez avec une pince la langue en avant, de manière à empêcher la base de la langue de boucher les voies aériennes, portez la tête en bas, pratiquez la respiration artificielle, et vous aurez conjuré tous les dangers de l'asphyxie.

Mais comment conjurer l'empoisonnement aigu du cœur ? C'est ce que je vais maintenant vous expliquer.

Lorsqu'on respire une bouffée de chloroforme, le cœur reçoit presque aussitôt ce chloroforme, parce que le sang pulmonaire, c'est-à-dire le sang qui revient au cœur par les veines pulmonaires, se trouve saturé de chloroforme. Car, la tension des vapeurs chloroformiques dans l'air étant plus grande que dans le sang, par suite de cette différence de tension, le chloroforme a passé dans le sang, et le sang arrive au cœur, très riche en chloroforme. Eh bien, *il ne faut pas qu'il en arrive trop à la fois*, car, dans ce cas, les ganglions du cœur, ces cellules nerveuses qui dirigent les contractions du cœur, sont tuées quand tout d'un coup une grande masse de sang chargé de chloroforme arrive par les veines pulmonaires dans le ventricule gauche. A ce moment, la tension du chloroforme dans le sang cardiaque étant trop grande, les cellules du cœur sont empoisonnées. Alors il n'est plus question des trois phases successives qui apparaissent dans la chloroformisation méthodique et graduelle ; on arrive d'emblée à la quatrième phase (l'intoxication cardiaque) qui est immédiatement mortelle.

Pour introduire cette trop grande quantité de chloroforme dans le cœur, il suffit de faire respirer tout de suite au malade un air trop chargé de vapeurs chloroformiques.

Je fais devant mes élèves, sur le chien, une expérience qui réussit toujours, et qui détermine la mort, *après une seule et unique inspiration*. Dans cette expérience, le chien est obligé de respirer un air très chargé de vapeurs chloroformiques (air qui a barboté dans un flacon de chloroforme). L'animal respire par une canule mise dans la trachée ; on le contraint (en l'asphyxiant légèrement) à faire une grande inspiration, et, aussitôt après cette grande et unique inspiration, il tombe foudroyé. Pourquoi ? Parce que le cœur s'est arrêté. Et, si le cœur s'est arrêté, c'est que le sang très chargé de chloroforme, arrivant des poumons par les veines pulmonaires dans le cœur, a paralysé les ganglions du cœur. Le cœur a cessé de battre, et rien ne peut plus rétablir sa contractilité rythmique.

Par conséquent, il importe de ne jamais employer la sinistre méthode qu'on a osé jadis recommander, et qui est désignée quelquefois sous le nom de méthode par *sidération*. Elle consiste à administrer tout de suite au malade une grande quantité de chloroforme. Pour aller vite, on imbibe de chloroforme un mouchoir, qu'on place sur la bouche de l'individu en lui disant : Respirez fort. » Il respire fort : il absorbe une énorme bouffée d'air chloroformé ; puis il tombe inerte, immobile. Son cœur s'est arrêté : il est mort. C'est le procédé de la sidération. Et la sidération est si complète que le malade en meurt.

Il faut donner le chloroforme *graduellement*, à petites doses ; agir doucement, lentement, jusqu'à ce que l'accoutumance se fasse.

Bien des appareils ont été imaginés pour le dosage du chloroforme. Je ne peux entrer dans ces détails, si importants cependant. Je me contenterai de vous donner quelques notions générales.

N'administrez jamais le chloroforme rapidement et à forte dose dès le début, parce qu'alors vous feriez courir au malade les plus grands dangers. Évidemment, il en est qui réchappent, mais c'est parce qu'ils se sont défendus instinctivement contre es inhalations d'un poison, et que la Nature, plus sage parfois qu'un chirurgien imprudent, nous a munis de réflexes défensifs qui, dès que l'air devient toxique et irritant, atténuent nos efforts inspiratoires et empêchent l'abord immédiat au poumon d'une grande quantité d'air toxique, et, par conséquent, l'abord immédiat au cœur d'une grande quantité de sang chargé de chloroforme.

Donc, on ne meurt pas par la respiration : on

meurt par le cœur, c'est-à-dire par l'intoxication directe du cœur.

Je dis que l'intoxication est *directe*, quoique certains auteurs aient prétendu qu'il y avait là une action réflexe : autrement dit que l'inspiration du chloroforme détermine l'arrêt du cœur par voie réflexe (irritation des voies aériennes). Vous savez, en effet, qu'il y a dans le cœur des nerfs qui peuvent l'arrêter (nerfs pneumogastriques). Alors, on a dit : « Par les vapeurs de chloroforme, il se crée une irritation des nerfs de la périphérie, nerfs du larynx, même nerfs de la face, et l'irritation périphérique se transmet au cœur par l'intermédiaire des pneumogastriques ; le cœur alors s'arrête par l'excitation des pneumogastriques ».

Or une telle explication comporte une véritable erreur ; car, même en excitant directement le nerf pneumogastrique, on n'arrive jamais à arrêter le cœur assez longtem s pour déterminer la mort ; l'arrêt réflexe du cœur par le pneumogastrique est toujours temporaire, et n'entraîne jamais une issue fatale.

En définitive, considérez ceci comme une chose prouvée — et je ne veux vous indiquer ici que les choses absolument prouvées et certaines — *la mort dans l'anesthésie chloroformique survient par l'arrêt du cœur : cet arrêt est dû à l'empoisonnement par le chloroforme des ganglions nerveux du cœur.*

V

Cela dit, mentionnons quelques autres précautions qui sont à prendre. Puisque je vous donne la théorie des anesthésies, je dois en même temps, mentionner quelques notions pratiques.

D'abord, il faut que le chloroforme soit pur. Il ne doit pas donner de précipité blanc quand on l'agite avec une solution de nitrate d'argent, car le précipité de chlorure d'argent qui se formerait alors indiquerait qu'il y a de l'acide chlorhydrique dans le chloroforme. Évaporé sur du papier blanc, il ne doit laisser aucune trace.

Pour que le chloroforme se conserve bien, sans contenir d'acide chlorhydrique ni d'autres composés chlorés qui soient nocifs, il faut le mettre à l'abri de la lumière; le renfermer dans des flacons colorés en bleu, en brun ou en noir; car, lorsque la lumière agit sur lui, elle le décompose en produits chloroxycarboniques, qui sont toxiques.

En outre, certaines autres précautions sont indispensables.

On observe souvent des vomissements chez les malades soumis à l'action du chloroforme ; car, dans la première période d'agitation, le bulbe, qui préside aux mouvements de l'estomac, est excité, et cette excitation anormale exagérée produit des vomissements. Ceux-ci n'offrent pas un très grand inconvénient ; ils sont d'ailleurs fréquents, et on ne peut guère les éviter. Il suffit d'avoir soin que les matières vomies ne retombent pas dans les voies aériennes, parce qu'elles pourraient provoquer des accidents asphyxiques.

Il importe essentiellement de maintenir libres les voies respiratoires. Tout à l'heure, je vous ai dit qu'on ne meurt pas par défaut de respiration. Cela est vrai, mais encore est-il nécessaire de surveiller la respiration, de ne pas laisser oblitérer (par un linge, un drap ou un objet quelconque) l'orifice des voies aériennes, la bouche ou le nez. Il faut à tout prix que l'anesthésié puisse respirer librement ; il faut que les voies aériennes soient absolument libres, car l'effort des muscles de la respiration — surtout pour l'expiration — est énormément affaibli par le poison chloroformique.

de l'œil.

La pupille doit rester rétrécie ; quand elle se dilate, c'est qu'il y a menace d'asphyxie. La langue doit être rosée ; et non violacée, livide ou bleuâtre. Il ne faut pas que la face soit pâle. En un mot, ayez l'attention toujours en éveil sur le fonctionnement de tous les organes.

Mais c'est surtout le cœur qui doit être toujours exploré, et cela non seulement pendant l'anesthésie, mais encore après l'anesthésie.

En effet, suivant les cas, le chloroforme peut provoquer des accidents immédiats, et aussi des accidents tardifs. Quelquefois, le malade se réveille mal ; le cœur reste faible et faiblit de plus en plus. La mort est alors la conséquence, non d'une syncope primitive, mais d'une syncope tardive : le pouls continue à battre, mais il bat à peine, menace de s'arrêter à chaque instant.En pareille circonstance, que faut-il faire ?

D'abord, il faut suspendre immédiatement l'usage des inhalations : ensuite il faut mettre le malade la tête en bas, de manière à éviter l'anémie cérébrale. Surtout il faut pratiquer énergiquement la respiration artificielle, et, au besoin, provoquer, par des excitations réflexes, la mise en jeu de l'activité du cœur. On peut agir notamment par la flagellation, par le massage des membres, par tous les moyens qui sont susceptibles de relever la pression artérielle. Il faut empêcher la langue de retomber sur l'orifice des voies aériennes, aire es tractions rapides et énergiques de la langue, pratiquer même des inhalations d'oxygène, et, dans des cas désespérés, des injections de sérum, tous moyens aptes à relever l'état du cœur. En effet, aussi bien pour les accidents secondaires que pour les accidents primitifs, c'est toujours le cœur qui court des dangers.

Pour prouver à quel point le cœur est sensible à l'empoisonnement chloroformique, voici une expérience que j'ai faite bien souvent. Dans le cœur d'un chien, j'introduis, au moyen d'une longue et fine aiguille, une goutte, une seule goutte, de chloroforme. L'injection est immédiatement, en trois ou quatre secondes, suivie de la mort de l'animal. Le cœur s'arrête : les réflexes disparaissent.

Il n'est pas de mort plus douce et plus rapide.

Si je vous signale cette expérience classique, c'est pour que vous soyez toutes bien convaincues que c'est du côté du cœur que doit se porter toute votre attention quand vous donnerez le chloroforme à un malade.

VI

Pour éviter de pareils accidents, les chirurgiens ont employé des anesthésiques autres que le chloroforme, qui n'agissent pas sur le cœur d'une manière aussi [illegible] s utilisent l'éther (l'éther dit sulfurique, oxyde d'éthyle).

C'est un liquide très volatil qui n'est anesthésique qu'à des doses beaucoup plus fortes que le chloroforme. Il n'est poison du cœur qu'à dose extrêmement forte, et, par conséquent, il est moins dangereux que le chloroforme.

La marche de l'intoxication est à peu près la même. D'abord, il donne de l'ivresse, et même une ivresse assez agréable, à ce point que certaines personnes ont contracté l'habitude fâcheuse de s'enivrer avec de l'éther, comme d'autres malheureux s'enivrent avec de l'alcool. A doses plus fortes, l'éther suspend les réflexes exactement comme le chloroforme, et c'est alors que l'on peut opérer ; car l'anesthésie opératoire, c'est la suspension de l'intelligence et des réflexes.

L'éther présente des inconvénients et des avantages.

Le grand avantage de cet anesthésique est qu'avec lui on n'a presque pas à craindre la syncope cardiaque. On n'a pas à redouter davantage les accidents secondaires, cardiaques ou rénaux, qui surviennent vingt-quatre ou quarante-huit heures après les inhalations de chloroforme.

Quant aux inconvénients de l'éther, ce sont les suivants :

D'abord, il ne doit être manié qu'avec une extrême rudence, car il est à la fois très volatil et très inflammable ; il fait avec l'air un mélange détonant, et, comme ses vapeurs ont une très forte tension, un flacon d'éther débouché émet des vapeurs qui se propagent très loin (en rasant le sol, car elles sont très lourdes). Ainsi, à 3 ou 4 mètres de distance, une lampe ou un foyer allumé peuvent communiquer l'incendie. Ce danger, auquel il faut toujours songer, peut naturellement être évité, en écartant toute flamme du voisinage de l'opéré. En tout cas l'anesthésie par l'éther interdit au chirurgien l'emploi du thermocautère.

Un autre inconvénient de l'éther est de prédisposer le malade aux hémorragies. Alors qu'avec le chloroforme, qui rétrécit les vaisseaux, il y a moins d'hémorragies à craindre, avec l'éther, qui paralyse les vaso-moteurs, l'écoulement du sang est toujours plus abondant.

Enfin l'éther expose l'opéré aux congestions pulmonaires ultérieures; c'est un agent vaso-paralytique qui congestionne, par vaso-paralysie, les vaisseaux pulmonaires, comme les vaisseaux de la périphérie du corps.

D'autres anesthésiques ou mélanges d'anesthésiques ont été employés en chirurgie; ils sont très nombreux; quelques-uns sont assez bons, mais la pratique n'a guère retenu, après le chloroforme et l'éther, que le chlorure d'éthyle. Cet anesthésique est utilisé pour les opérations légères; et il a sur le chloroforme et l'éther cet avantage qu'il est bien plus volatil.

Or la volatilité d'un anesthésique est chose très importante; car il est extrêmement avantageux d'employer des substances qui soient très volatiles, puisqu'elles sont facilement éliminées par la respiration. Vous savez que, lorsque nous avons respiré de l'éther, notre haleine en conserve longtemps l'odeur. En effet, ce liquide bout précisément à la même température que la température normale du sang, 37°, de sorte que, dans le corps, il ne peut subsister qu'à l'état gazeux. Le chloroforme, lui, a une tension de vapeur qui est très forte à la température du corps; mais cependant, à cette température, c'est encore un liquide; il s'élimine donc moins rapidement que l'éther. L'éther, à son tour, s'élimine moins rapidement que le chlorure d'éthyle, qui bout à 11°, et qui, à la température du corps, est un gaz.

Plus une substance est volatile, plus elle s'élimine aisément. On peut presque décider de la toxicité des anesthésiques d'après la rapidité avec laquelle ils s'éliminent, c'est-à-dire d'après leur volatilité.

Or il existe une substance anesthésique plus volatile encore que le chlorure d'éthyle, puisque c'est un gaz qui ne se liquéfie qu'à une température extrêmement basse; il s'agit de ce protoxyde d'azote dont je vous parlais au début. C'est un anesthésique excellent, communément employé dans la pratique de la chirurgie dentaire. Et certes il pourrait être aussi mis en usage dans la chirurgie générale, s'il n'exigeait une instrumentation difficile à réaliser.

En effet, le protoxyde d'azote n'est pas anesthésique à la pression barométrique ordinaire. Mais, si l'on place un malade dans une chambre où la pression soit d'un tiers d'atmosphère supérieure à la pression barométrique normale, alors le protoxyde d'azote devient un agent anesthésique admirable, car il ne fait courir aucun danger au cœur, et il est éliminé tout de suite, dès qu'on se remet à respirer à la pression ordinaire. Cette élimination rapide est facile à comprendre, puisqu'il s'agit d'un gaz. Aussi l'opéré n'a-t-il qu'à respirer cinq ou six fois à l'air libre pour se débarrasser de tout le protoxyde d'azote qu'il avait inspiré et qui avait pénétré dans son sang. Malheureusement, les conditions spéciales dans lesquelles cet anesthésique agit entraîne l'installation d'appareils de compression assez compliqués.

Les chirurgiens utilisent encore des mélanges gazeux de chloroforme et d'éther, de l'amylène, du chlorure de méthyle, du bromure de méthyle, du bromure d'éthyle. Peu nous importe l'énumération de ces différentes substances, plus intéressantes pour le physiologiste que pour le chirurgien.

VII

Après avoir étudié les substances qui agissent sur les centres nerveux et qui abolissent la douleur, nous devons examiner celles qui aboutissent presque au même résultat, mais qui, au lieu d'agir sur les organes destinés à percevoir la douleur, agissent sur les nerfs qui la transmettent. Lorsqu'on coupe un nerf sensitif, aucune douleur n'est plus ressentie dans le membre ou dans la partie du corps qu'il desservait. On peut triturer, sans provoquer la moindre sensation, toutes les parties qui étaient innervées par ce nerf sensible; elles sont maintenant devenues insensibles; la sensation douloureuse est abolie.

Ainsi il y a deux procédés pour supprimer la douleur : l'anesthésie *générale*, qui abolit la sensibilité dans les centres nerveux; et l'anesthésie *localisée*, qui fait disparaître la sensibilité dans le nerf.

Pour obtenir ce dernier résultat, on employait autrefois le froid. Si l'on trempe en effet un doigt dans de la glace, ou mieux encore dans un mélange réfrigérant, de manière à faire pâlir énormément la peau, l'insensibilité de tout ce doigt devient telle qu'on peut alors pratiquer sans douleur toutes opérations sur ce doigt, et même l'amputation.

En 1855, mon père a recommandé l'emploi de l'éther pour produire l'anesthésie localisée; celle-ci s'obtient par la réfrigération de l'éther. Alors l'éther agit non pas en tant qu'éther, mais en tant que substance productrice de froid par volatilisation. En effet, toute substance volatile qui s'évapore absorbe une certaine quantité de chaleur et produit ainsi du froid. On projette, au moyen d'une ampoule de caoutchouc disposée comme un pulvérisateur, de l'éther sur la partie à opérer; et l'évaporation du liquide est accompagnée d'une réfrigération suffisante pour amener une insensibilité complète.

Mais récemment on a trouvé mieux, et un chirurgien suisse, M. Kocher, en 1884, a découvert que certaines substances peuvent agir à doses relativement faibles sur les extrémités nerveuses et les paralyser.

La principale de ces substances est la cocaïne, extraite d'une plante américaine. C'est un alcaloïde que l'on emploie à l'état de chlorhydrate, sel très soluble dans l'eau. L'injection sous-cutanée de chlorhydrate de cocaïne paralyse les terminaisons nerveuses sensibles.

Les nerfs sensibles, en effet, se terminent dans la peau et dans les tissus, non pas par des filaments, mais par de petites ampoules qui sont de vraies cellules nerveuses. Donc la surface entière de notre enveloppe cutanée est tapissée de ces petits appareils prodigieusement sensibles que les moindres impressions peuvent émouvoir. C'est grâce à eux que tout notre tégument est capable d'être ébranlé par les moindres excitations extérieures. La vibration de ces cellules nerveuses terminales donne naissance à des sensations de contact. Lorsque l'excitation est trop forte, la sensation est douloureuse. Or le chlorhydrate de cocaïne a la propriété singulière de produire l'empoisonnement de ces cellules nerveuses terminales et de provoquer leur paralysie.

Et je vous indiquerai à cet effet une expérience caractéristique. C'est d'ailleurs celle qui a été la première au point de vue historique.

Vous savez quelle délicate sensibilité possèdent les terminaisons nerveuses de la conjonctive de l'œil. Il suffit qu'une minuscule poussière de charbon soit entrée en contact avec cette membrane pour qu'une douleur très vive soit ressentie.

Eh bien, si l'on instille quelques gouttes d'une solution de cocaïne à 1 p. 100 dans l'œil, l'œil devient insensible. On peut le toucher sans qu'il ne se provoque ni sensation, ni réflexes, sans qu'aucun clignement de paupières n'intervienne, sans que la notion de contact ne soit perçue. Pourquoi? Parce que les cellules nerveuses de la conjonctive ont été intoxiquées, ce qui fait disparaître aussi bien la sensibilité au contact que le réflexe palpébral. En effet, ce réflexe (le clignement) est mis en jeu par l'excitation des cellules nerveuses de la périphérie du nerf sensible, excitation qui se transmet au nerf moteur animant la paupière.

Nous avons donc, par la cocaïne, paralysé les extrémités nerveuses terminales. Si le contact de l'œil ne produit plus aucun effet, si la sensibilité est supprimée, ce n'est pas parce que nous avons agi sur les centres nerveux, comme dans l'anesthésie chloroformique, mais parce que nous avons suspendu l'irritabilité des terminaisons nerveuses.

Ainsi, par la cocaïne, poison de toutes les cellules nerveuses sensibles périphériques, on peut insensibiliser la peau et les muqueuses; et même les parties profondes. Par exemple, pour des avulsions dentaires, il n'est nullement besoin d'administrer du chloroforme : on injecte une solution de cocaïne dans le voisinage de la dent malade, et immédiatement toutes les extrémités nerveuses se trouvent paralysées : il n'y a plus de douleur, au moment où la dent est enlevée.

La cocaïne occasionne quelquefois des accidents, mais ceux-ci ne sont vraiment pas redoutables quand on manie ce produit avec prudence, c'est-à-dire quand on ne l'emploie *pas en solutions trop concentrées.*

La solution de cocaïne ne doit pas dépasser une concentration de 1 p. 100, et on ne doit jamais en faire passer sous la peau plus de 5 à 10 centimètres cubes; car, en dépassant ces doses, on peut provoquer des accidents cardiaques.

Vous voyez que pour la cocaïne, comme pour le chloroforme, c'est toujours l'empoisonnement du cœur qui est le principal, presque l'unique péril.

On a proposé comme succédanés de la cocaïne d'autres substances chimiques voisines de la cocaïne. Grand progrès accompli dans la technique chimique que d'obtenir avec l'ecgonine, radical de la cocaïne, par la combinaison de cette substance avec des groupes de méthyle, d'éthyle, de benzoyle, des cocaïnes différentes. Quelques-unes sont entrées aujourd'hui dans la pratique : on les appelle stovaïne, novocaïne, etc. Je n'entre pas dans le détail de cette aride nomenclature. Retenez seulement que toutes ces substances agissent sur les terminaisons nerveuses, et dérivent toutes chimiquement, comme la cocaïne, d'un même noyau central.

Avec toutes ces substances on peut pratiquer de grandes opérations en procédant par injections interstitielles sous le derme de la région opératoire, de manière à paralyser ainsi les terminaisons nerveuses sensibles.

On a même proposé, il y a plusieurs années, — on a abandonné depuis lors cette méthode, et on a bien fait, ce me semble — d'injecter des solutions de cocaïne dans le canal osseux qui entoure la moelle épinière. Ces injections, dites intra-rachidiennes, insensibilisent, par contact immédiat avec les cellules nerveuses de la moelle, non plus l'encéphale, mais les cellules sensitives de la moelle. Celles-ci, dès qu'elles sont baignées par la solution de cocaïne, s'emparent de ce poison, comme si elles en étaient très avides, et le fixent sur leur protoplasma, de la même manière qu'un écheveau de fil plongé dans un liquide colorant retient la teinture en dissolution dans ce liquide. C'est ainsi, sans doute, que la cocaïne introduite dans le canal cérébro-rachidien insensibilise toute la moelle.

La cocaïne agit sur les éléments nerveux qui transmettent la sensibilité, et non sur la sensibilité centrale, consciente, du cerveau. La sensibilité a été paralysée parce qu'a été empêchée la vibration

périphérique d'arriver au cerveau qui perçoit les
sensations de douleur.

VIII

Enfin, à côté de ces anesthésiques généraux et
de ces anesthésiques locaux, il faut citer des
substances qui, sans abolir la sensibilité d'une
manière absolue, la diminuent cependant assez
pour que la douleur soit presque complètement
supprimée. Ce sont, à'dose modérée, des calmants,
des sédatifs : à dose plus forte, de vrais analgésiques.

Parmi ces substances, il en est une qui, à ce
point de vue, est peut-être la plus bienfaisante de
toutes les substances que la médecine a employées ;
je veux parler de la morphine. La morphine, alcaloïde qu'on extrait du pavot, et qui est la partie
active de l'opium, a ce privilège admirable d'atténuer la souffrance, toute souffrance. Elle agit, non
pas sur les terminaisons nerveuses, mais sur les
centres nerveux, qu'elle rend moins sensibles aux
vibrations douloureuses. Il suffit d'avoir souffert
de longues heures pour connaître le bienfait inappréciable de la morphine, qui suspend aussitôt
cette douleur. Il suffit d'avoir connu l'angoisse de
l'insomnie, pour goûter la douceur du sommeil
morphinique.

La morphine fait dormir, pour deux raisons : d'abord, parce qu'elle est par elle-même substance hypnotique, et ensuite parce qu'elle est analgésiante et qu'elle engourdit la douleur.

Et, puisque nous sommes en temps de guerre, je crois bien qu'il serait bon d'imiter la pratique des chirurgiens anglais, qui, dans la guerre terrible dont nous sommes en ce moment acteurs et témoins, ont pris l'habitude de faire une injection de morphine à tous les blessés indistinctement, aussi promptement que possible après la blessure, avant même de savoir ce dont il s'agit : car ils sont préoccupés, surtout, de diminuer la souffrance des hommes qu'on leur amène.

Si la morphine est un analgésique, elle n'est pas un anesthésique : elle ne supprime ni la sensibilité au contact, ni les réflexes. En outre, n'étant pas volatile, elle présente l'inconvénient de toutes les substances non volatiles ; c'est-à-dire qu'elle demeure dans l'organisme et s'élimine très lentement. Son action, qui débute immédiatement après l'injection, persiste assez longtemps. Vingt-quatre ou quarante-huit heures après une injection de morphine, l'élimination n'a pas été achevée.

IX

De tous ces faits, nous retiendrons quelques notions fondamentales, élémentaires.

1° On peut abolir la sensibilité en agissant soit sur les centres qui perçoivent la douleur (anesthésie générale), soit sur les nerfs qui transmettent les impressions douloureuses (anesthésie localisée).

2° Parmi les analgésiques généraux, les deux plus importants sont le chloroforme et l'éther ; ils agissent sur les cellules nerveuses, suivant une certaine hiérarchie, qui est toujours la même ; et paralysent d'abord les centres psychiques (intelligence, conscience, mémoire) ; puis les centres médullaires (suspension des actions réflexes) ; puis les centres bulbaires (de la respiration) ; puis les ganglions nerveux du cœur.

3° La mort provoquée par le chloroforme est due presque toujours, sinon toujours, à l'empoisonnement du cœur (par l'invasion immédiate dans le cœur d'un sang trop riche en chloroforme).

4° Le principal agent de l'anesthésie localisée est le chlorhydrate de cocaïne, qui paralyse les terminaisons sensibles des nerfs, et parfois, quand on l'injecte dans le canal rachidien, les cellules nerveuses sensitives de la moelle.

5° Les sels de morphine (et le laudanum, et l'opium) produisent non l'anesthésie, mais à des degrés divers l'analgésie, c'est-à-dire la cessation de la douleur.

III

LES ALIMENTS

I

Mesdames,

Il s'agit pour moi aujourd'hui de vous donner des notions élémentaires sur la valeur des différents aliments, en résumant ce que les physiologistes ont découvert et établi d'essentiel au sujet de l'alimentation. Ces notions sont d'autant plus nécessaires que d'abord elles sont positives, incontestables et incontestées (je ne vous indiquerai du reste que des faits sur lesquels il n'y a aucune hésitation possible) et que, d'autre part, il n'est peut-être aucune question qui donne lieu à autant d'erreurs, autant de préjugés tenaces, que celle de la physiologie alimentaire. Il est même probable qu'au cours de cet exposé certaines de mes propositions vous paraîtront assez hérétiques ou tout au moins fort opposées aux idées habituellement reçues. En effet, je vous le répète, il règne maintes aberrations sur la valeur comparative des divers aliments.

Et, dès le début, il faut définir ce que c'est qu'un aliment. Définition, comme toujours, assez difficile, parce que l'oxygène, qui pénètre dans le corps pour servir aux combustions organiques, ne peut être considéré comme un aliment, puisqu'il entre dans le sang par les voies respiratoires. Nous dirons donc que les aliments sont *des substances qui, introduites par les voies digestives, coopèrent à la nutrition des tissus.*

Me voici donc forcé d'entrer dans l'exposé de quelques principes de physiologie générale pour vous faire comprendre ce que veut dire le mot « nutrition ».

La nutrition établit une distinction essentielle entre les êtres vivants et les êtres inanimés. Une pierre ne se nourrit pas, elle reste incessamment telle qu'elle a été constituée à l'origine, et ne subit aucune modification chimique de sa substance. Au contraire, tous les êtres vivants sans exception sont soumis à une rénovation chimique continuelle : ils sont sans cesse en état d'instabilité chimique, et cette instabilité est la caractéristique de la vie. Tout ce qui vit, plante ou animal, est dans un état de mutation chimique incessante ; échanges perpétuels entre l'être vivant et les milieux ambiants: échanges respiratoires, échanges alimentaires. Dans l'intérieur de la cellule, ou *protoplasme*, qui est la partie essentielle de tout être vivant, il se passe des phénomènes moléculaires chimiques qui ne s'arrêtent qu'avec la vie même : le protoplasma cellulaire est soumis sans répit à des transformations chimiques ; et, comme l'organisme est un composé de cellules, la nutrition de l'organisme est constituée par la somme de toutes les transformations subies par les cellules individuelles.

Or, puisqu'il existe un échange chimique incessant, il doit se produire une usure. Les substances chimiques qui sont constamment en conflit entre elles et qui aboutissent à la formation de certains produits, tels que l'acide carbonique et l'urée, finissent par s'user ; il faut les renouveler ; et ce renouvellement des substances constituantes de la cellule, c'est l'alimentation. Nous avons donc besoin de renouveler sans arrêt nos cellules parce qu'elles continuent sans arrêt à s'user. La nutrition, c'est l'échange chimique ; l'alimentation, c'est la reconstitution des substances chimiques intra-cellulaires.

Et alors, vous voyez comme la définition de l'aliment est simple : l'aliment, c'est la substance qui répare le travail chimique intérieur et permanent des cellules.

Seront donc des aliments les substances destinées à faire la trame de nos cellules.

Or la substance essentielle de toute cellule vivante, c'est une matière chimique spéciale dont il existe d'innombrables variétés, substance qu'on appelle la matière *albuminoïde*. Toute matière albuminoïde a cette propriété remarquable d'être très instable et de se renouveler incessamment. Et, par suite de son instabilité, elle reçoit tous les ébranlements du monde extérieur de manière à être sans cesse modifiée par lui. C'est notre instabilité chimique qui est la cause de notre sensibilité. L'irritabilité de la cellule nerveuse est due à des changements chimiques de la molécule albuminoïde.

Ainsi les matières albuminoïdes, qui constituent la cellule, s'usent par le fait de leur perpétuelle nutrition. Donc, pour nourrir la cellule, et par conséquent pour la faire vivre, il faut des matières albuminoïdes.

Nous arrivons alors à définir la vie : *la consommation par la cellule de la matière albuminoïde.*

II

Le type des matières albuminoïdes nous est fourni par l'albumine, c'est-à-dire le blanc d'œuf.

Les matières albuminoïdes contiennent du carbone, de l'hydrogène, de l'oxygène et de l'azote ; elles renferment aussi un peu de soufre. Parfois on les désigne sous le nom de matières *azotées* ; on les appelle aussi matières *protéiques*, parce que, sous l'influence de divers réactifs chimiques, elles acquièrent des propriétés chimiques très différentes : elles sont protéiformes.

Tout être vivant a besoin d'une certaine quantité de ces matières azotées pour compenser l'usure des matières azotées de ses tissus. Par conséquent, tout être vivant a besoin d'aliments albuminoïdes.

Je vous dirai tout de suite, pour fixer vos idées, que la quantité de matières albuminoïdes nécessaire à l'homme adulte est de 100 grammes par jour. Aussi une des conditions indispensables de la nutrition, pour l'être humain, est-elle de pouvoir introduire par jour, dans son organisme, 100 grammes de matières albuminoïdes pour la rénovation et l'entretien de ses cellules.

Assurément, comme nous le verrons tout à l'heure, 100 grammes de matières azotées, ce n'est pas un suffisant aliment : mais c'est un minimum nécessaire.

Peu importe, d'ailleurs, sous quelle forme ces matières albuminoïdes ont été ingérées. Car, lorsqu'elles ont subi l'action des sucs digestifs, du suc gastrique, du suc pancréatique, du suc intestinal, elles se transforment toutes en une matière identique qu'on appelle la *peptone*. Cette peptone, sous l'influence du travail chimique cellulaire, rénovation moléculaire perpétuelle qui s'opère dans toutes les cellules de l'organisme, est éliminée sous la forme d'urée, qui est en dissolution dans l'urine.

Ainsi l'albumine ingérée devient peptone ; la peptone, transformée par la nutrition, devient urée.

Telle est, exposée d'une manière un peu simpliste peut-être, mais pourtant exacte, l'évolution des matières albuminoïdes, substances qui constituent, sinon le principal aliment, du moins l'aliment essentiel de tout être vivant.

III

Mais les animaux, quels qu'ils soient, sont obligés de faire du mouvement, et, par conséquent, de déployer de la force. En outre, les animaux dits à sang chaud, mammifères et oiseaux, sont tenus de produire de la chaleur. Par conséquent, outre les aliments azotés réparant l'usure de ses tissus, l'homme a besoin de certains autres aliments encore, qui devront lui fournir de la force et de la chaleur ; c'est-à-dire qui lui permettront, d'une part, de garder une température plus élevée que celle du milieu ambiant, d'autre part, d'effectuer en même temps du travail mécanique.

Or la chaleur et le travail mécanique sont des

formes différentes d'une même force. On sait qu'une quantité déterminée de chaleur peut se transformer en force mécanique, que, pour élever 1 kilogramme à 425 mètres, ou, ce qui revient au même, 425 kilogrammes à 1 mètre, c'est-à-dire, dans un cas comme dans l'autre, pour produire 425 kilogram-mètres, il se consomme *une calorie.*

On appelle « calorie » la quantité de chaleur, autrement dit de force, nécessaire pour élever de 1 degré 1 kilogramme d'eau. Ainsi, pour porter à 36 degrés 1 kilogramme d'eau se trouvant à une température de 35 degrés, il faut appliquer 1 calorie à cette masse de liquide.

Par conséquent, pour notre alimentation nous avons à nous préoccuper d'avoir une quantité suffi-sante de calories, c'est-à-dire de force nécessaire pour maintenir notre température élevée, et pour effectuer un certain travail mécanique extérieur (locomotion, mouvement musculaire). De fait, nous calculerons toujours le besoin de force en calories, puisque nous savons qu'une calorie fournit 425 kilo-grammètres, et que le besoin de produire des kilo-grammètres équivaut à un certain besoin de calories.

Retenons seulement ceci : que tout être vivant, mobile, actif, gardant une température supérieure à celle du milieu ambiant, a besoin d'une quantité déterminée de calories qui lui permettra : 1° de dégager de la chaleur, 2° de fournir du travail.

Par conséquent, en donnant à l'organisme

d'abord une quantité de matières azotées suffisantes pour la consommation de ses cellules, et ensuite, pour la chaleur et le travail, une quantité convenable de calories, nous lui procurons un aliment complet, à la fois nécessaire et suffisant.

Or, par l'expérimentation, par l'observation, par de multiple et habiles analyses, on a calculé la quantité de calories nécessaire à l'homme : cette quantité oscille autour de 2.500 à 3.500 calories. Un homme adulte, dans un milieu froid, aura besoin de 3.500 calories, tandis que le même individu placé dans un milieu très chaud, pourra se contenter de 2.500 calories. En outre, plus on fait d'exercice musculaire et de travail, plus la quantité d'aliments nécessaires sera considérable.

Ainsi, suivant le degré de la température extérieure, suivant le travail dépensé, le nombre de calories nécessaires à l'homme varie de 2.400 à 4.000.

En été : Repos. 2.400
En été : Travail.. . . . 3.000
En hiver : Repos. . . . 3.000
En hiver : Travail. . . . 4.000

Vous n'ignorez pas, en effet, qu'on a moins besoin de manger pendant la saison chaude que pendant les grands froids. Pourquoi ? sinon parce que, comme les aliments servent, pour une partie, à produire notre chaleur corporelle, nous avons à produire moins de chaleur en été qu'en hiver.

Je suppose que vous avez compris maintenant quelles sont les deux nécessités primordiales de l'organisme : 100 grammes de matières azotées, d'une part ; et 2.500 calories, de l'autre. Tout aliment qui remplira ces deux conditions essentielles sera un aliment complet et suffisant.

Nous allons voir, en examinant les différents aliments, comment se peut constituer une ration alimentaire correcte, c'est-à-dire comment, connaissant la composition chimique des divers aliments usuels, il nous sera possible de réaliser les deux conditions fondamentales que je viens de vous indiquer.

Pour cela il faut d'abord connaître la valeur calorimétrique des aliments.

Les albuminoïdes donnent 4 calories par gramme.

Les hydrates de carbone, 4 calories par gramme.

Les graisses, 9 calories par gramme.

Les hydrates de carbone sont des corps dont le type est fourni par l'amidon. L'amidon, introduit dans l'organisme, est transformé en sucre par les sucs digestifs. Les sucres, les amylacés, les féculents, tous corps dépourvus d'azote, sont des hydrates de carbone.

Les hydrates de carbone, qu'ils soient constitués par de l'amidon, venant de la pomme de terre, du riz, du maïs, ou du blé, se transforment en sucre dans le tube digestif, comme les matières albuminoïdes se réduisent en peptones. Les sucres, par leur combustion, produisent de l'acide carbonique et de l'eau, de même que les albuminoïdes, qui servent à la rénovation moléculaire, donnent de l'urée.

Les graisses (ou aliments gras) que nous ingérons, et qui sont des composés de carbone, d'oxygène et d'hydrogène, se résolvent dans l'organisme, grâce à l'alcalinité du sang, en des savons ; c'est-à-dire en des corps ayant la constitution suivante : acides gras combinés avec la soude du sang.

Ainsi, par l'action des sucs digestifs, les albuminoïdes deviennent des peptones ; les hydrates de carbone deviennent des sucres, et les graisses deviennent des savons. Les peptones, les sucres et les savons, tous ces différents produits sont brûlés, oxydés dans l'organisme, transformés par la rénovation chimique intérieure et perpétuelle des cellules, et finalement ils produisent : les peptones, de l'urée ; les sucres et les savons, de l'acide carbonique et de l'eau. En outre, cette combustion dégage de la chaleur, qu'on peut évaluer en calories, et ces calories doivent être en quantité suffisante pour maintenir l'organisme à une température convenable, c'est-à-dire en général supérieure à celle du milieu ambiant.

IV

Prenons, l'un après l'autre, les divers aliments essentiels, et voyons dans quelles proportions ils contiennent des albumines, des hydrates de carbone et des graisses. Une fois ces données acquises, nous en déduirons les quantités de tels ou tels aliments nécessaires pour constituer une ration alimentaire normale.

L'aliment principal, c'est le pain. Laissons de côté la composition de la farine de blé. Bornons-nous à retenir — ce qui est à peu près exact — que 50 grammes de farine donnent 100 grammes de pain. Alors nous serons très près de la vérité en disant que dans 1 kilogramme de pain il y a 500 grammes de farine et 500 grammes d'eau.

Le pain contient toutes les substances alimentaires nécessaires et suffisantes pour entretenir la vie.

Il y a d'abord de l'albumine, une albumine végétale, bien entendu, qui est le *gluten* — 100 grammes de pain en contiennent 7 grammes. Mais il y a surtout des hydrates de carbone, c'est-à-dire de la fécule ou amidon, qui deviendra du sucre par la transformation digestive; le pain contient en chiffres ronds 50 p. 100 de ces hydrates de carbone. Le reste, c'est de l'eau et quelques sels.

Vous pouvez donc tout de suite évaluer — je vais faire ce calcul devant vous — combien de pain devrait consommer un individu, s'il n'avait que cet aliment à sa disposition. Puisque nous connaissons la composition chimique du pain, nous savons, par cela même, ce qu'il contient de calories disponibles et de matière azotée.

Il faut à l'homme adulte, avons-nous dit tout à l'heure, 100 grammes de matières albuminoïdes par jour; 1 kilogramme de pain ne lui fournirait que 70 grammes de matière albuminoïde, quantité insuffisante, tandis que 1 kilogr. 1/2 lui permettrait d'absorber 105 grammes de cette même matière azotée, ce qui suffit. Donc, pour avoir dans son alimentation assez de matières azotées, si l'on ne mangeait que du pain, il faudrait manger au moins 1.500 grammes de pain.

Pour déterminer la quantité de calories nécessaires, il faut partir de cette donnée que : 1 gramme d'hydrates de carbone donne 4 calories, et que 1 gramme de matières albuminoïdes donne également 4 calories. En admettant que le pain contienne 50 p. 100 d'hydrates de carbone et 7 p. 100 d'albuminoïdes, on constate que 1 kilogramme de pain fournit environ 2.400 calories, et 1 kilogr. 1/2 = 3.600 calories; quantité plus que suffisante, presque surabondante.

De ces chiffres, qu'allons-nous déduire tout de suite? C'est qu'on peut vivre en se nourrissant exclusivement avec 1.500 grammes de pain par jour.

En réalité, nous ne consommons pas quotidiennement ce poids de pain; les calculs statistiques nous indiquent que le Parisien n'absorbe en moyenne que 550 grammes de pain par jour. Il est donc obligé de chercher, dans des aliments différents, des forces, des calories, des matières albuminoïdes supplémentaires.

Passons à d'autres aliments, à la viande par exemple.

On peut résumer en quelques mots les propriétés alimentaires de la viande. Elle ne contient pas de matières féculentes : elle ne contient, quand elle est dégraissée, que peu de graisse : elle renferme uniquement des matières azotées et de l'eau. Il y a, dans la viande, 75 p. 100 d'eau et 25 p. 100 d'albumine.

Lors donc que vous prenez chez le boucher 1 kilogramme de viande, vous ne savez pas sans doute que vous lui achetez 750 grammes d'eau, et qu'il n'y a que 250 grammes de matières alimentaires, qui sont des matières albuminoïdes.

Ainsi tout de suite vous comprenez qu'un homme n'a pas besoin pour son alimentation azotée de 1 kilogramme de viande par jour, puisque 100 grammes de matières albuminoïdes, et par conséquent, 400 grammes de viande, lui suffisent pour assurer la nutrition de ses cellules.

Mais, pour obtenir le nombre de calories nécessaires à l'entretien de la chaleur animale, 1 kilogramme de viande est une quantité absolument insuffisante ; puisque 250 grammes de matières albuminoïdes ne représentent que 1.000 calories, alors que 2.500 calories au minimum sont nécessaires à l'homme adulte. Si donc nous nous nourrissions exclusivement avec de la viande, nous devrions en consommer journellement 3 kilogrammes ; quantité nécessaire pour fournir le nombre de calories exigé par notre organisme quand il doit se maintenir à la température normale de 37°.

Les hommes ont reconnu de tout temps qu'ils ne pouvaient pas se nourrir uniquement avec de la viande.

Beaucoup de peuples, en Asie par exemple, ne consomment pas de viande : même en Europe il est de nombreuses populations pour qui la viande est presque une nourriture exceptionnelle.

On a appelé *végétarisme* l'alimentation uniquement végétale. Et vous savez que certaines personnes ont prétendu, d'ailleurs non sans quelque apparence de raison, que le végétarisme était une excellente coutume alimentaire.

Toutefois, l'alimentation végétarienne n'est pas, comme on le croit, essentiellement distincte de la nourriture carnée. En réalité, les êtres vivants ont toujours besoin des mêmes principes essentiels. Donc, que l'albumine soit végétale ou animale, c'est toujours à peu près la même substance chimique. Les végétariens empruntent aux végétaux l'albumine dont ils ont besoin, au lieu de l'emprunter aux aliments carnés : voilà toute la différence : elle n'est pas fondamentale.

Maintenant la viande doit-elle, dans certains cas,

être consommée à l'état de viande crue plutôt que de viande cuite?

Assurément, dans le traitement de certaines maladies, la viande crue présente des avantages considérables ; mais ces avantages considérables ne sont pas des avantages d'ordre alimentaire. La cuisson ou la non-cuisson de la viande a une grande importance au point de vue de la reconstitution de l'organisme : la viande crue est précieuse pour les tuberculeux ; mais, au point de vue de la nutrition proprement dite, il est assez indifférent que la viande soit cuite ou crue. Et en effet, une fois introduite dans le tube digestif, après cuisson ou sans cuisson, elle se trouve transformée en des substances presque identiques, de telle sorte qu'elle finit toujours par se résoudre, d'abord en peptone et ensuite en urée. Son état antérieur importe peu. Le résultat est le même. Viande crue ou viande cuite ont la même puissance nutritive.

Que vous dirai-je du bouillon? Ici je suis obligé de combattre un préjugé très tenace, d'après lequel le bouillon serait un aliment nourrissant. De vrai, rien n'est moins exact : le bouillon ne nourrit pas : il ne contient aucun élément nutritif, puisque toutes les matières albuminoïdes de la viande, ayant été soumises à l'ébullition, se sont coagulées, et qu'il n'en reste plus en dissolution.

Le bouillon, quand il a été dégraissé, ne contient

que des substances colorantes ou aromatiques, et le sel qu'y aura ajouté la cuisinière. Je vous dirai même, pour que vous soyez bien persuadées de l'impuissance alimentaire du bouillon, que les physiologistes ont pu prouver, par une expérience décisive, que le bouillon, boisson très agréable au goût, stimulant l'appétit, et vraiment salutaire, ne possède aucune valeur nutritive : ils ont constaté en effet que des animaux nourris exclusivement avec du bouillon meurent d'inanition plus rapidement que les animaux privés de toute nourriture.

Et vous comprendrez sans peine pourquoi le bouillon, étant un stimulant de la nutrition, est par conséquent un stimulant de la dénutrition, car il renferme des sels de potassium qui activent et précipitent les phénomènes chimiques, de telle sorte que la mort survient plus vite chez l'animal nourri uniquement avec du bouillon que chez celui qui a complètement jeûné.

Délivrez-vous donc de ce préjugé si répandu qui consiste à accorder au bouillon une valeur alimentaire notable.

En définitive, la viande représente un aliment excellent, mais un aliment qui n'est pas suffisant par lui-même, car il faudrait en ingérer une trop grande quantité pour obtenir le nombre de calories dont nous avons besoin.

V

Quant aux aliments dits farineux, on peut les diviser en deux groupes.

Il en est qui contiennent peu d'azote : ce sont les pommes de terre et le riz. Les pommes de terre renferment relativement peu de matières albuminoïdes, 2 p. 100 seulement; mais en revanche elles contiennent 20 p. 100 d'hydrates de carbone, et peuvent, par suite, fournir une quantité de calories notable. Mais quelle infériorité vis-à-vis du pain! Si l'homme se nourrissait exclusivement de pommes de terre, il lui en faudrait 5 kilogrammes par jour (pour faire 100 grammes de matière azotée).

On peut toutefois se bien nourrir avec de la viande et des pommes de terre : 2 kilogr. 500 de pommes de terre (c'est-à-dire 2.000 calories) et 500 grammes de viande, c'est-à-dire 500 calories. Mais 2 kilogr. 500 de pommes de terre, c'est une grosse masse alimentaire.

Avec cette ration, on a un nombre suffisant de calories, et une quantité largement suffisante de matière azotée.

Le riz ne contient qu'une quantité de matières albuminoïdes assez faibles, 6 p. 100, mais il renferme 80 p. 100 de féculents; c'est un aliment excellent, qui mériterait d'être, en Europe, beaucoup plus usité.

Il y a tout un autre groupe de produits farineux qui ont le privilège d'avoir une forte proportion aussi bien de matières albuminoïdes que de féculents. La farine de blé est dans ce cas, comme les farines de maïs, d'avoine et de seigle. Ce sont les aliments qui, sous un volume réduit, représentent, par rapport à leur poids, la plus grande richesse alimentaire. Aussi bien, si l'on se proposait d'indiquer l'aliment le plus nutritif sous le plus faible poids, faudrait-il conseiller les farines, surtout les farines de pois, de haricot, de lentille ou de fève. Toutes ces farines contiennent jusqu'à 30 p. 100 de matières albuminoïdes et jusqu'à 60 p. 100 de matières féculentes ; elles ne renferment donc qu'une minime quantité d'eau : or l'eau ne fait qu'alourdir les aliments au détriment de leurs qualités nutritives.

VI

Un autre aliment essentiel, et dont il faut très bien connaître la composition, c'est le lait. Comme les farines, c'est-à-dire les graines, qui sont l'aliment du jeune végétal, le lait, qui est l'aliment du jeune animal, est un aliment complet.

Pour que vous puissiez facilement retenir la composition chimique du lait, je puis vous donner des chiffres schématiques, faciles à garder dans la mémoire.

Et tout d'abord le lait, étant un aliment complet, doit contenir des matières albuminoïdes, des hydrates de carbone et des matières grasses. Alors nous admettrons — et cette proportion est très près de la vérité — que le lait (je veux surtout parler du lait de vache) renferme 4 p. 100 de chacune de ces différentes substances : 4 p. 100 d'albumine ; 4 p. 100 d'hydrates de carbone, c'est-à-dire de sucre — il y a dans le lait un sucre spécial qu'on appelle sucre de lait — et enfin 4 p. 100 de graisse, c'est-à-dire de beurre : la graisse du lait, c'est le beurre.

D'après ces chiffres on peut bien vite savoir combien il faudrait de lait par jour, en aliment unique, à un homme pour se nourrir. Renouvelons donc le calcul que nous venons de faire pour le pain et pour la viande : c'est un exercice qu'il est bon de répéter.

Rappelons-nous toujours que l'homme a besoin quotidiennement de 100 grammes de matières azotées et de 2.500 calories. Un gramme de graisse développant 9 calories, nous aurons, dans 100 grammes de lait, 36 calories par la graisse, 16 calories par les hydrates de carbone et 16 calories par les matières albuminoïdes ; soit, en chiffres ronds, 70 calories : 700 calories par litre. Donc, pour notre ration en calories, si le lait était notre aliment unique, il nous faudrait, par jour, quatre litres de lait : 2.800 calories.

D'autre part, un litre de lait renferme 40 grammes

de matières albuminoïdes ; par conséquent, 2.500 gr. de lait suffiraient pour obtenir les 100 grammes de matières albuminoïdes qui sont indispensables ; mais comme, pour avoir un nombre suffisant de calories, il lui faut absorber au moins 4 litres de lait par jour, 2.800 calories, il ingère alors 160 grammes de matières azotées, ce qui est plus que nécessaire.

Je n'insiste pas sur ces différents calculs ; il faudra les faire vous-même, pour bien comprendre comment vous pourrez constituer une ration alimentaire, toujours en partant de ce principe fondamental, que 2.500 calories et 100 grammes de matières azotées sont indispensables à la nutrition de l'organisme.

VII

Pour connaître l'alimentation humaine moyenne, prenons celle du Parisien moyen, adulte ; examinons la quantité moyenne des aliments qu'il consomme, et voyons si nous allons retrouver, dans la ration alimentaire consacrée par un long usage, les chiffres fatidiques que les physiologistes ont établis : 100 grammes de matières azotées et 2.500 à 3.000 calories.

La ration du Parisien est, il est vrai, un peu troublée par ce fait qu'il consomme un singulier aliment, donnant, lui aussi, des calories et de la

chaleur. Aliment peut-être, mais aliment perfide :
je veux parler de l'alcool. Malheureusement, les
Parisiens introduisent une très grande quantité de
vin dans leur alimentation. Il est prouvé que le
vin, par l'alcool qu'il contient, brûle dans l'organisme, et par conséquent développe de la chaleur.
C'est donc une manière d'aliment, assez innocent
quand on ne boit par jour qu'un demi-litre de vin
(et de vrai vin, ce qui est rare), funeste lorsqu'on
dépasse ce chiffre.

Mais de quels cruels méfaits n'est-il pas la cause!
Quel admirable progrès serait réalisé si l'on parve-
nait à en restreindre la consommation, et à persua-
der aux gens du peuple que le marchand de vin est
leur pire ennemi! Passe encore pour le vin, mais
l'alcool! Rien de plus délétère que ces boissons
nauséabondes et toxiques, absinthes, vermouts,
cognacs, autres liqueurs pestilentielles dont il sera
nécessaire d'obtenir la prohibition complète.

VIII

Revenons à la consommation parisienne.

Pain, pâtisseries (et nous ajoutons au pain les
farines, pâtes, macaronis, nouilles et autres produits farineux), 550 grammes.

Viande : Nous trouvons un chiffre d'environ
200 grammes de viande de boucherie : mais il faut
grossir un peu ce chiffre en y ajoutant les viandes

de porc et de poisson, la volaille, le gibier, soit un total de 280 grammes.

Lait : 125 grammes.

Pommes de terre et farineux divers : 100 grammes environ.

Sucre : 45 grammes.

OEufs : 35 grammes.

Beurre et huile : 40 grammes.

Fromage : 25 grammes.

Enfin, une notable quantité de fruits et de légumes : 600 grammes environ.

Je ne vous ai pas parlé des fruits et légumes, et je pourrais presque les passer sous silence, car ils servent assez peu à la nutrition. Assurément il serait fâcheux que la cuisine en fût privée; mais leurs propriétés alimentaires sont faibles.

Si l'on considère leur composition, on voit que les melons, les cerises, les abricots, les fraises, comme d'ailleurs les légumes verts, tels que l'oseille, les épinards, la salade, ne renferment que fort peu de matières azotées, dans certains cas 0,4 p. 100, c'est-à-dire une quantité tout à fait minime. Par conséquent, à supposer, — et je fais à dessein cette hypothèse bizarre pour vous faire bien savoir la pauvreté de certains fruits en matière nutritive azotée, — à supposer qu'un homme se nourrisse exclusivement de pommes, il devrait en consommer 30 kilogrammes par jour pour arriver à la quantité de matière azotée qui lui est nécessaire.

Par suite de l'énorme quantité d'eau, dont ils sont constitués, les autres substances nutritives contenues dans les fruits sont également en quantité assez faible. On y trouve 5 p. 100 de sucre, ce qui est peu. En outre, l'analyse révèle une autre matière qui ressemble au sucre, qui est assez abondante, et qui a le privilège, peu enviable au point de vue alimentaire, de n'être pas attaquée par les sucs digestifs de l'homme : c'est la cellulose. Les herbivores, les ruminants, qui se nourrissent d'herbe et la digèrent, possèdent un appareil digestif qui dissout la cellulose, mais notre suc gastrique et notre suc intestinal sont incapables d'attaquer cette substance; car il n'existe pas chez l'homme, comme chez le cheval, par exemple, des microbes spéciaux qui déterminent la fermentation de la cellulose et la rendent assimilable. Par conséquent, la cellulose des fruits et des légumes verts passe comme un corps inerte dans le tube digestif, et en sort intacte. Elle n'a donc aucune propriété nutritive.

En définitive, la teneur en sucre et en féculents des fruits et des légumes étant minime, ces aliments n'ont qu'une faible valeur alimentaire.

Nous consommons encore d'autres substances, notamment des graisses, huiles, beurre. Alors que les légumes verts entrent dans l'alimentation journalière du Parisien pour 1.000 grammes, le beurre y figure pour 50 grammes environ.

Le riz n'est pas en grande faveur auprès de la

population parisienne; car il ne participe à notre alimentation que pour 50 grammes. Il est regrettable que l'usage en soit si limité; car c'est un aliment très sain et de prix modique.

Le fromage est un aliment excellent, riche en graisse et en matières albuminoïdes. Même c'est la substance alimentaire qui, après les farines de pois et de lentilles, renferme, sous le plus petit volume, la plus grande quantité d'énergie calorifique en même temps que de matières azotées.

Il serait trop long de faire ici, par le détail, le calcul du rendement final de la ration parisienne moyenne, en calories et en matières azotées, d'après les quantités ingérées. Vous voudrez bien me croire sur parole si je vous dis que les aliments dont je viens de faire l'énumération comportent une quantité de calories et de matières azotées suffisantes et nécessaires pour l'entretien de la vie humaine.

Mais, quoique cette ration alimentaire des Parisiens, telle qu'une moyenne générale nous la fournit, soit admirablement, dans son ensemble, composée, nous pouvons impunément en modifier les termes. Et, bien entendu, comme il ne s'agit que d'une moyenne, chaque individu a des alimentations très différentes. Rien n'est plus facile ni plus licite que d'intervertir les proportions des divers aliments que nous venons de passer en revue.

Notre constitution physiologique est tellement souple que nous pouvons, à notre guise, consommer tel ou tel aliment en plus ou moins grande quantité, pourvu que nous arrivions finalement à ces deux chiffres fatidiques, que je vous ai si souvent énoncés : 100 grammes de matière azotée, et 2.500 calories. A la condition de ne pas trop surcharger notre tube digestif (par exemple en absorbant une trop forte proportion de graisse, aliment toujours assez difficile à digérer) ; à la condition aussi de préférer, comme substances productrices de chaleur, les matières féculentes aux matières azotées et aux matières grasses, nous arriverons à réaliser une alimentation complète et suffisante.

IX

Permettez-moi, maintenant, de résumer, en un certain nombre de propositions, ce que je viens de vous dire au cours de ce rapide exposé, qui n'est qu'une esquisse. Je ne ferai que répéter ce que j'ai dit déjà ; mais il faut savoir se répéter.

1° La vie de l'organisme et la rénovation perpétuelle des cellules vivantes déterminent un besoin constant de matières azotées, besoin qui est, chez l'homme, de 100 grammes par vingt-quatre heures. Il nous faut donc, sous peine de mourir de faim, introduire dans notre tube digestif 100 grammes de matières azotées par vingt-quatre heures.

2° Pour suffire à la contraction musculaire qui

est produite par la combustion du sucre, il faut une certaine quantité de matières féculentes (ou, ce qui revient absolument au même, de matières sucrées) et cela, d'autant plus que le travail musculaire sera plus intense (ration de travail). Que ce soit pour la combustion vitale des tissus, que ce soit pour la contraction musculaire, que ce soit pour maintenir notre température à un niveau constant supérieur à celui du milieu ambiant, nous devons pouvoir développer au moins 2.500 calories : 3.500 pour l'homme qui travaille en hiver, et 2.500 pour celui qui est au repos en été.

3° Nous pouvons faire l'interchange entre les différents aliments, et, pourvu que le travail digestif ne soit pas perverti, cet interchange aboutira au même résultat ; c'est-à-dire que les quantités fondamentales d'aliments nécessaires nous seront toujours indispensables, sous quelque forme que nous les prenions. A la condition, bien entendu, que nos sucs digestifs puissent les transformer, elles seront suffisantes.

Reprenez donc chez vous, à loisir, les chiffres que je vous ai indiqués, et composez, en connaissance de cause, des menus variés, lesquels vous permettront de fixer la quantité de calories et de matières albuminoïdes qui sont, en vingt-quatre heures, nécessaires à l'entretien de la vie. Vous aurez certainement la curiosité de rechercher (et de retrouver), dans votre consommation ménagère habituelle, les chiffres que les physiologistes ont établis.

L'organisme humain est un ensemble qu'on peut grossièrement comparer à une machine à feu qui brûle du charbon. Pour réparer l'usure du foyer et des parois de la machine, il faut 100 grammes de matière azotée. Pour faire de la chaleur et de la force, il faut, par jour, 250 grammes de charbon ; et ces 250 grammes de charbon nous seront fournis par 625 grammes de matières féculentes.

IV

L'HÉMORRAGIE

———

MESDAMES,

Je parlerai aujourd'hui de l'hémorragie, et trai-
terai la question, non en chirurgien ni en médecin,
car il faut avoir conscience de ce qu'on ignore,
mais en physiologiste. Donc, en physiologiste, j'étu-
dierai les causes, les phénomènes, les symptômes
et le traitement de l'hémorragie.

Mais il faut auparavant vous donner quelques
notions générales de physiologie élémentaire.

L'hémorragie, c'est la perte de sang. Il s'agit
alors de savoir quelle est l'utilité, autrement dit la
fonction du sang.

Vous savez toutes que le sang sert à entretenir la
vie des tissus, en apportant à chaque cellule, qui en
a immédiat et absolu besoin, l'oxygène. A cet
effet circulent dans le sang un nombre immense

de globules rouges, très petits, de sept millièmes de millimètre, qui, de par leur constitution chimique, ont la propriété remarquable de fixer l'oxygène. De sorte que, lorsque, dans le poumon, le sang se trouve en contact avec l'air atmosphérique qui contient de l'oxygène, il se fait une combinaison chimique. Une partie de l'oxygène de l'air vient se fixer sur les globules. En même temps une partie de l'acide carbonique qui était dissous dans le sang, sort du sang et se répand dans l'air intra-pulmonaire pour être ensuite expulsé par l'expiration. On appelle ce phénomène l'*échange respiratoire* : le sang prend de l'oxygène à l'air et lui donne de l'acide carbonique.

La fonction du sang est donc double ; elle consiste à débarrasser les tissus de l'acide carbonique qu'ils contiennent, et surtout, ce qui est d'ailleurs beaucoup plus important, à apporter de l'oxygène aux cellules de l'organisme.

En effet, lorsqu'il n'y a plus d'oxygène en contact avec les cellules vivantes, celles-ci meurent. Toutes les cellules sont, comme l'a dit Pasteur, *aérobies* c'est-à-dire qu'elles ont besoin d'oxygène (air vital) pour vivre.

Ainsi, en dernière analyse, l'asphyxie et la privation de sang reviennent à peu près au même. Dans l'asphyxie le sang circule encore en abondance dans les vaisseaux ; mais ce sang ne contient plus d'oxygène. Après une hémorragie (mortelle) il n'existe plus assez de sang, c'est-à-dire que les globules ne sont pas en suffisante quantité pour fournir l'oxygène nécessaire aux cellules. Dans un cas comme dans l'autre, ce qui détermine la mort des cellules, soit asphyxiées, soit anémiées, c'est la privation d'oxygène.

Le sang a encore une autre fonction, mais qui n'est pas aussi urgente que l'apport de l'oxygène. Il fournit aux tissus leurs éléments nutritifs. Mais, quand l'animal (ou la cellule) meurt d'hémorragie, comme les besoins nutritifs en azote ou en carbone ne sont pas immédiats, ce n'est pas à la privation de substances chimiques indispensables à sa vie prolongée, que la cellule succombe, c'est uniquement à l'absence d'oxygène; car le besoin d'oxygène est immédiat: le besoin d'autres aliments nutritifs est secondaire.

La coagulation du sang, c'est le premier phénomène de la mort du sang. Pendant la vie, comme vous le savez, le sang est liquide. Il circule dans les vaisseaux, sans qu'il y ait ni coagulation, ni interruption dans la circulation, même dans les plus petits capillaires. Mais, dès que le sang n'est plus dans les vaisseaux, il se passe un phénomène absolument remarquable, et encore très obscur, malgré les innombrables travaux qui ont été entrepris sur ce sujet. Le sang se coagule.

Cette coagulation se produit au bout d'un temps variable : chez l'homme, c'est à peu près au bout de six à sept minutes. Chez certains animaux, notamment chez le rat et l'écureuil, la coagulation se fait immédiatement, en quelques secondes. Chez la plupart des oiseaux et des mammifères elle se produit à peu près au bout du même temps que chez l'homme, un peu plus vite, peut-être. Il n'y a d'exception que pour le cheval, dont le sang, par une anomalie singulière, est très long à se coaguler. Du sang de cheval recueilli dans une éprouvette ne se coagule qu'au bout de trois, quatre et cinq heures.

Ce n'est pas aux globules rouges que le sang doit la propriété de se coaguler ; en effet, le sang des animaux qui n'ont pas de globules rouges est capable de coagulation. Par conséquent il y a là une propriété générale commune à tous les sangs, qu'il s'agisse du sang rouge des vertébrés ou du sang blanc des invertébrés.

Et tout de suite vous pouvez chercher — et trouver — la cause finale de cette propriété ; car il est bon, en physiologie, de chercher la cause finale des phénomènes, même si cette soi-disant explication n'est qu'un moyen mémotechnique. Si le sang se coagule, c'est afin que l'hémorragie s'arrête ; car le caillot[1] qui se forme oblitère la petite plaie, et empêche ainsi l'hémorragie de se poursuivre.

Il y a des enfants qui naissent avec une certaine

---

1. Ne dites pas, je vous en supplie, *le caillot de sang*, comme il arrive trop souvent. Tout caillot est caillot de sang.

maladie du sang, probablement héréditaire, qu'on appelle *hémophilie* (mot dérivé du grec, et qui signifie « amour du sang ».) C'est une expression évidemment médiocre, mais qui a été consacrée par l'usage. Les individus hémophiles ont un sang incapable de se coaguler. Alors ils n'arrivent guère à un âge très avancé, parce que, dès leur enfance, la moindre blessure a donné lieu à des hémorragies que rien n'a pu arrêter ; on en a vu, qui, après une simple piqûre de sangsue, mouraient d'hémorragie incoercible.

Donc, à l'état normal, le sang se coagule. Mais pourquoi se coagule-t-il? Voilà ce que nous devons nous demander et ce qu'il est intéressant de connaître, au point de vue aussi bien physiologique que thérapeutique.

De fluide qu'il était, le sang devient en quelques minutes pâteux, visqueux ; puis il se sépare en deux parties qu'on appelle le *caillot* et le *sérum*. Le sang liquide est composé d'un *plasma* dans lequel nagent les globules rouges et les globules blancs. Or, au moment de la coagulation, le sang se divise en deux couches. L'une, qui est tout à fait liquide et qui surnage, c'est le sérum. L'autre, qui se prend en masse, en gelée, c'est le caillot, formé lui-même par les globules rouges et par la fibrine.

Il n'y a plus de globules rouges dans le sérum, de sorte qu'après la coagulation le sérum est limpide, coloré légèrement en jaune, tandis que le caillot est très rouge, parce que tous les globules, c'est-à-dire les corpuscules qui forment la partie rouge du sang, ont été emprisonnés par la fibrine et retenus dans ses mailles.

Ainsi pouvons-nous donner, je ne dirai pas l'explication, mais le mécanisme du phénomène. Supposons en effet que dans le sang apparaisse une substance (fibrine) et que cette fibrine en se précipitant constitue une sorte de réseau qui entraîne avec lui les globules rouges; il se sera formé alors un *caillot fibrino-globulaire.*

Si nous faisons tomber du sang liquide dans une éprouvette, nous voyons au bout de quelques minutes que son aspect a tout à fait changé. A cause de leur densité les globules rouges viennent se déposer au fond de l'éprouvette. Au dessus on observe une couche de globules blancs, la fibrine se forme plus tardivement : enfin, à la partie supérieure, se trouve la couche de sérum. Tels sont les phénomènes qu'on observe nettement sur le sang de cheval, car alors la coagulation est très lente.

Mais, s'il s'agit du sang d'un autre animal, les différentes couches n'ont pas le temps de se déposer: la fibrine, en se précipitant, entraîne avec elle les globules rouges et blancs, de sorte qu'il n'y a pas quatre couches successives, mais deux couches seulement: une masse solide inférieure qui est le caillot, et une couche liquide, le sérum, qui surnage.

Le problème de la coagulation a de tout temps excité la curiosité et l'ingéniosité des physiologistes. Pendant longtemps on n'a obtenu que des solutions négatives. On a démontré que ni la température, ni l'oxygène, ni la pression, ni les poussières atmosphériques n'intervenaient dans le phénomène.

Le seul facteur qui y joue un rôle prédominant (aujourd'hui bien établi) c'est l'activité chimique des leucocytes, globules blancs du sang. Ces globules blancs qui, à l'état normal, ne secrètent rien tant qu'ils sont en contact avec la paroi épithéliale des vaisseaux, s'irritent dès qu'ils ne rencontrent plus cette paroi. Alors soudain ils secrètent une substance qui va précipiter la fibrine. Ainsi la fibrine devient solide sous l'influence d'un ferment qui est secrété par les globules blancs.

Nous pouvons concevoir les globules blancs, comme de petits êtres indépendants de nous, lesquels pendant que le sang circule, palpent perpétuellement la paroi des vaisseaux pour s'assurer qu'elle est bien intacte; ils sont satisfaits tant que cette paroi est normale, mais s'ils viennent à rencontrer une paroi anormale, autre, alors ils secrètent aussitôt un ferment spécial qui amène la coagulation.

On a presque démontré le fait par une élégante expérience. Prenons un vase et enduisons-le intérieurement de paraffine, de manière que le contact ne puisse pas s'établir entre le sang et la paroi du vase, car la paraffine empêche ce contact, puisque n'étant pas miscible à l'eau, elle émet une vapeur qui s'interpose entre le sang et le récipient qui le contient. Eh bien! dans ce vase paraffiné le sang se coagule très lentement. Que si nous laissons tomber un objet quelconque au milieu de ce sang, nous constatons que la coagulation va se produire tout de suite autour de ce corps étranger.

Voici une autre preuve encore. Si l'on prend un gros vaisseau, veineux, plein de sang, et qu'on le lie en deux points, sans introduire un corps étranger dans sa cavité, le sang qu'il contient va rester indéfiniment liquide. Mais, dès qu'on fera une piqûre à ce vaisseau, le sang, qui était resté jusque là liquide, s'écoulera au dehors, et se coagulera, parce que, ayant rencontré des substances autres que la paroi vasculaire, les globules blancs auront secrété la substance qui coagule la fibrine.

Ainsi la coagulation du sang est due à l'activité des globules blancs du sang.

Beaucoup d'autres expériences ont encore été faites sur la coagulation du sang : elles sont obscures et contradictoires, et nous entraîneraient dans des considérations de physiologie assez compliquées.

Je vous dirai seulement qu'il y a des substances qui ont la propriété d'accélérer la coagulation, tandis que d'autres tendent à la ralentir, ou même l'arrêtent.

Parmi les premières je citerai les sels de calcium.
La gélatine, qu'on a injectée souvent pour hâter la
coagulation, agit probablement par les sels de
calcium qu'elle renferme. Tous les sels de chaux
solubles, chlorure, acétate, lactate, nitrate de calcium, accélèrent la coagulation. Arthus a même
prouvé que la coagulation ne peut pas avoir lieu si
l'on traitait le sang (lequel contient normalement
des sels de calcium) par des substances telles que
les fluorures, les oxalates, les stéarates de sodium
solubles qui en présence des sels de calcium
donnent des précipités, insolubles, de fluorures,
d'oxalate, ou de stéarate de calcium.

D'autres substances au contraire empêchent la
coagulation de se produire. Parmi celles-là il en est
une qui est singulière. Je vous l'indique à titre
de curiosité physiologique, car elle ne présente
aucune utilité thérapeutique ; c'est l'extrait de
têtes de sangsue. Le sang absorbé par la sangsue
reste indéfiniment à l'état liquide dans son tube digestif, parce que les glandes salivaires de la sangsue
ont secrété un ferment qui empêche le sang de se
coaguler. L'extrait de têtes de sangsue contient ce
ferment.

Une autre substance qui jouit de la même propriété est la peptone. Quand les physiologistes
veulent maintenir longtemps le sang liquide dans
des tubes de verre ou de caoutchouc, ce qui est
parfois nécessaire dans certaines expériences sur la

pression artérielle, ils injectent 1 gramme ou 2 grammes de peptone par kilo, et alors le sang ne se coagule plus.

***

Maintenant il faut connaître quelle quantité de sang est contenue dans l'organisme, afin de savoir le volume de sang qu'un homme peut perdre sans que soient compromises les fonctions vitales.

Sur les animaux les plus divers des expériences nombreuses ont été faites à ce sujet, et voici les procédés ingénieux qui ont été employés pour déterminer la quantité de sang qui circule dans l'organisme.

On pratique dans une veine une injection exactement dosée d'une substance connue qu'on peut facilement déceler et mesurer dans le sang, et au bout d'une ou de deux minutes, quand on suppose que le brassage s'est fait de la susdite substance dans la masse totale du sang, on prélève par une saignée une certaine quantité de ce sang, et on dose les quantités de substance injectée qui s'y trouvent. Cette proportion permet aussitôt de connaître la quantité de sang qui circule dans l'organisme. Supposons, en effet, que nous ayons injecté dans un vaisseau un gramme de ferrocyanure de potassium et que nous en retrouvions dans dix centimètres cubes de sang un centigramme. Il est évident que, si le ferrocyanure s'est mélangé au sang, également, les dix centimètres cubes ne contenant qu'un centigramme, il doit y avoir cent fois dix centimètres cubes et par conséquent un litre de sang.

Un autre procédé, plus exact, peut-être, consiste à sacrifier un animal par hémorragie à en recueillir le sang qui s'est écoulé. Mais on ne lui enlève qu'une partie de son sang ; car il en reste encore d'assez notables quantités dans les tissus. On fait alors ce qu'on appelle *l'hydrotomie*, c'est-à-dire qu'on fait passer un courant d'eau dans les vaisseaux jusqu'à ce que le liquide qui s'écoule soit tout à fait incolore. Puis on réunit tous les liquides qui se sont écoulés, et on peut alors, par leur coloration, apprécier le degré de dilution du sang qui était resté dans les vaisseaux et que l'hydrotomie a permis d'obtenir.

Ainsi par un procédé comme par l'autre, on peut se rendre compte de la quantité de sang contenue dans l'organisme. Cette quantité est pour l'homme à peu près de cinq litres, soit, en poids, cinq kilogrammes (pour un homme de poids moyen). On admet que la proportion du sang est environ le douzième du poids du corps ; voilà le chiffre classique : donc un animal pesant douze kilogrammes a un kilogramme de sang ; l'homme qui pèse en moyenne soixante kilogrammes possède cinq kilogrammes de sang.

Mais il y a selon les espèces des variations nom-

breuses. Les animaux à sang froid ont proportion-
nellement moins de sang que les homéothermes
1/20 ou 1/24.

En outre, il est un fait que tout médecin doit connaître : la quantité de sang chez les nouveaux-nés
n'est que le vingtième du poids de leur corps et non
le douzième, comme chez l'adulte. Donc un nouveau-né, un tout petit bébé, n'a pas le droit de perdre
du sang; car son organisme en contient peu. C'est
pourquoi il est tout à fait nécessaire d'éviter chez
lui toutes les hémorragies, notamment par le
cordon ombilical, au moment de l'accouchement.

Combien de sang peut-on retirer à un animal
sans qu'il meure? Il est difficile de donner à cet
égard un chiffre absolu. D'une manière générale,
nous pouvons dire que l'homme, plus sensible que
beaucoup d'animaux à l'hémorragie, ne peut perdre
plus d'un tiers de son sang. Un tiers, c'est déjà
un chiffre énorme. Car une hémorragie immédiate
de 1.500 grammes de sang est très grave, presque
mortelle; mais enfin à la rigueur elle peut être
supportée.

Bien entendu on ne peut pas donner des chiffres
absolus, car la quantité de sang compatible avec
l'existence peut énormément varier selon les diverses conditions physiologiques ou pathologiques.
Retenez néanmoins, —car il s'agit pour vous d'avoir
des données autour desquelles puissent se fixer vos
idées — que, sur la quantité totale de sang qu'il pos-

sède, l'homme peut en perdre sans trop de danger à peu près 30 p. 100, c'est-à-dire à peu près 1.200 grammes.

Je parle ici d'une hémorragie immédiate, car on peut nous enlever une beaucoup plus grande quantité de sang, si les hémorragies sont successives.

Autrefois, et même au commencement du xix° siècle, les médecins pratiquaient des saignées abondantes et répétées. Certains faisaient par semaine sur le même malade trois ou quatre saignées, et souvent plus. Ainsi on cite les cas d'individus ayant subi plus de 3.000 saignées au cours de leur vie.

La quantité totale de sang ainsi perdue peut être considérable, car, dans l'intervalle des saignées, le liquide nourricier se répare assez vite. La souplesse de l'organisme est telle que les organes générateurs des globules sanguins, le foie et peut-être la rate pour les globules rouges, les ganglions lymphatiques pour les globules blancs, suppléent rapidement à la disparition des globules qui ont disparu par l'hémorragie. L'eau des muscles et des tissus, et surtout l'eau ingérée en boissons, fournit le liquide, de telle sorte qu'un individu qui a perdu 500 grammes de sang peut en perdre encore 500 grammes au bout de quelques heures, et autant vingt-quatre heures après, et autant encore le jour suivant ; il n'aurait certainement pas pu résister à une hémorragie immédiate de même importance, mais son sang a pu se reconstituer dans l'intervalle.

Même, si l'on remplace le sang qui a été ainsi perdu par du sérum artificiel, on peut à des animaux faire subir de profuses hémorragies. Ainsi, en leur injectant du sérum de cheval, on a pu maintenir en vie des chiens auxquels on avait enlevé 85 p. 100 de leur sang primitif. L'expérience ne réussit évidemment que si d'une part l'hémorragie, d'autre part la transfusion du sérum artificiel sont faites avec précaution.

*
* *

L'hémorragie s'arrête par la coagulation du sang, mais aussi par un autre mécanisme admirable, la rétraction des parois artérielles. En effet, il y a dans les artères, grandes ou petites, plusieurs tuniques : d'abord une tunique celluleuse dans laquelle cheminent les nerfs et vaisseaux nourriciers des parois artérielles ; ensuite une tunique de tissu *musculaire*, enfin, une tunique de fibres élastiques. Ces deux tissus, musculaire et élastique, font que, si l'on pique une artère, la petite ouverture ainsi formée se rétracte et s'oblitère.

Supposons une artère coupée en travers totalement ; par suite de l'action de ses fibres élastiques, par suite aussi de la contraction de ses muscles, les deux bouts de l'artère vont s'écarter énormément, et, revenant sur eux-mêmes, ils arriveront à oblitérer la lumière du vaisseau ; l'écoulement du sang va s'arrêter. Il est curieux de constater que l'arrêt de l'hémorragie se fait beaucoup plus facilement quand le vaisseau a été complètement sectionné que lorsque il a été simplement entamé. En effet, dans le cas d'une incision incomplète, l'élasticité des parois tend à agrandir l'ouverture de la plaie et à la rendre béante, tandis que, si la section est complète, les deux bouts s'écartent, et le sang cesse de couler.

*
* *

On meurt par hémorragie. Pourquoi ? Je vous avais indiqué tout à l'heure comme cause principale le défaut d'oxygène. C'est entendu : mais sur quels éléments, sur quelles cellules spécialement ce défaut d'oxygène a-t-il une action ?

Vous savez que Bichat parlait jadis du trépied vital, constitué selon lui par le cœur, le cerveau et les poumons. Eh bien, quand il y a hémorragie, meurt-on par le cœur, par le cerveau ou par les poumons ?

En réalité, on meurt par le cerveau, c'est-à-dire que c'est le système nerveux qui est atteint le premier par la privation d'oxygène consécutive à l'hémorragie.

De tous les appareils de l'organisme, le système

nerveux est de beaucoup le plus sensible ; c'est la cellule nerveuse qui réagit la première à toutes les intoxications. C'est aussi la cellule nerveuse qui a le besoin le plus urgent d'oxygène. Dès qu'elle en manque, aussitôt elle meurt. Par conséquent, après une hémorragie profuse, on meurt parce que le cerveau n'a pu supporter l'absence d'oxygène. Le cerveau a besoin d'oxygène pour vivre. Il est résolument aérobie et meurt quand on lui enlève le sang, véhicule de l'oxygène.

L'oxygène est indispensable à toutes les cellules nerveuses, non pas seulement aux cellules cérébrales, mais aussi aux cellules nerveuses cardiaques. Qu'il s'agisse du cœur, du cerveau ou du bulbe, c'est toujours la cellule nerveuse qui est l'élément le plus sensible à la privation d'oxygène.

Ici je dois vous indiquer une expérience fondamentale sur laquelle j'insiste toujours et que je signale à votre attention tout particulièrement. Ne vous eussé-je enseigné que cela au cours de cette conférence élémentaire, j'aurais fait, je crois œuvre vraiment utile.

Si l'on place un animal, un lapin par exemple, dans la position verticale, en l'attachant à une planche, la tête en l'air, on constate qu'au bout de dix minutes ou un quart d'heure le lapin, après quelques passagères convulsions, est mort. Il est mort parce qu'il a été placé dans la position verticale, et qu'il a succombé à une anémie cérébrale extrême. Cette expérience singulière prouve donc que, si les conditions mécaniques de la circulation cérébrale sont suffisamment troublées, l'anémie cérébrale, ainsi provoquée, suffit à déterminer la mort.

On peut faire la même expérience sur le chien ; mais sur le chien normal l'expérience ne réussit pas ; il faut au préalable avoir déterminé chez lui une anémie relative en lui retirant une forte proportion de sang — 33 p. 100 — perte qu'il peut supporter sans mourir. Or, si l'on maintient un chien (ainsi affaibli par l'hémorragie) dans la position verticale, on constate au bout de deux ou trois minutes, qu'il meurt. Si, quelques secondes avant qu'il ne soit mort, on le replace dans la position horizontale, il reprend ses sens et revient à la vie. On peut renouveler l'expérience autant de fois qu'on le désire et faire ainsi, à volonté, *remourir* ou revivre le chien, selon qu'on facilite ou qu'on entrave la circulation cérébrale.

Vous devinez maintenant la conclusion formelle qui se dégage de cette expérience. En cas d'hémorragie, il n'y a pas à hésiter ; ne cherchez pas de moyens paradoxaux, ni fantaisistes, ni invraisemblables. Faites ce qui est simple ; placez le malade ou le blessé la tête en bas. Voilà la formelle, facile et essentielle indication. Vous aurez plus tard recours à d'autres moyens compliqués. Soit ! Mais mettez avant tout la circulation cérébrale dans les conditions favorables, telles que le cœur n'ait pas à vaincre l'effort de la pesanteur pour envoyer le sang oxygéné dans les artères cérébrales ; car alors la minime quantité de sang restée dans les vaisseaux pourra encore maintenir quelque vie dans les cellules cérébrales qui ont un immédiat besoin d'oxygène. Comme la déclivité de la tête est une condition indispensable pour permettre au sang d'irriguer facilement le cerveau, il faut qu'un blessé s'il a perdu beaucoup de sang, ait toujours la tête très basse, afin que la minime quantité de sang qui lui reste, soit en totalité mise en œuvre. C'est là une loi fondamentale sur laquelle je ne saurais trop insister.

Il est donc bien établi que, dans l'hémorragie, profuse, rapide, foudroyante, la mort est déterminée par l'anémie de l'encéphale (cerveau et bulbe), que cette anémie encéphalique retentit sur le cœur en provoquant une syncope, et que la syncope, par une sorte de cercle vicieux, redoutable, aggrave encore l'anémie cérébrale, de telle façon qu'il y a urgence à rendre au cerveau la quantité de sang dont il a besoin.

*
* *

C'est ainsi que la mort survient lorsqu'un gros vaisseau, comme l'aorte ou l'artère illiaque, est tranché. Alors il y a mort immédiate sans qu'on

puisse intervenir. Mais, dans bien des cas, l'hémorragie, moins profuse, n'est pas mortelle ; par exemple lorsqu'elle intéresse un vaisseau moyen et non
l'aorte et l'artère illiaque. Le blessé a perdu beaucoup de sang, certes, mais enfin il respire, il vit,
on peut espérer le sauver. Quels symptômes
observons-nous en pareille circonstance ?

Il en est un que vous connaissez certainement,
c'est la pâleur de la face et des tissus, car dans la
peau décolorée il ne circule presque plus de sang.
Mais il est encore d'autres phénomènes sur lesquels
nous devons insister.

Le principal, c'est une faiblesse musculaire extrême, une *asthénie* générale qui tient à l'anémie du système nerveux. En effet, le système nerveux, qui donne le mouvement et la tonicité aux
muscles, est épuisé; les muscles sont sans force,
et fléchissent. Le blessé qui a subi une perte de
sang abondante reste couché par terre sans pouvoir
même lever la tête, tant il est affaibli. Tout mouvement lui est, je ne dirai pas pénible, mais impossible : il a à peine la force de parler, de regarder
autour de lui, et la dépression de toutes les forces
est intense et générale. En même temps, un voile
se répand devant ses yeux. Est-ce à cause de l'anémie rétinienne ? Il n'entend plus, il ne comprend
plus, il est comme dans un brouillard. L'intelligence, fonction du cerveau, a disparu avec l'oxygène qui vivifie les cellules cérébrales. Non seule-

ment il y a impuissance intellectuelle complète, mais encore délire et dans certains cas délire complet.

Parfois un phénomène grave survient, grave en ce sens qu'il accélère les combustions organiques et par suite la disparition de l'oxygène ; on le voit rarement chez l'homme, mais on l'observe chez les animaux auxquels on a fait subir une hémorragie abondante ; je veux parler des convulsions. Certains physiologistes ont même pensé que le signe d'une hémorragie mortelle, c'était l'apparition des convulsions. Je crois bien que c'est une erreur ; on observe souvent des cas d'hémorragie mortelle sans voir naître ces convulsions qui ne sont que le dernier sursaut des centres nerveux implorant un sang plus généreux.

Tels sont, très sommairement exposés, les symptômes de l'hémorragie grave. Dans les hémorragies un peu moins graves, il se présente aussi un autre symptôme, constant. C'est une soif intense. Les blessés, sur le champ de bataille, poussent toujours le même cri : « A boire ! » Ils ont soif, car leur sang a été spolié d'eau, et, comme le centre percepteur de la soif, qui est dans les centres nerveux, est sensible spécialement à toute variation dans les quantités des liquides qui circulent dans les vaisseaux, une sensation intense de soif apparaît. L'organisme a besoin de ce liquide essentiel qui a été perdu. La déshydratation des centres nerveux, provoque le sentiment de la soif.

Maints plus vagues symptômes des hémorragies surviennent plus tard, tels que la suppression des secrétions rénales, les sueurs profuses et d'autres encore. Peu importe ici. Nous n'avons pas à entrer dans l'étude détaillée des hémorragies et je ne puis vous donner que des notions élémentaires.

* *

Le traitement des hémorragies va nous occuper quelques instants.

Je ne reviens pas sur cette mesure simple, universelle, qui s'impose tout d'abord, et qui consiste à placer le blessé la tête en bas. Je ne m'étendrai pas davantage sur les opérations d'hémostase (arrêt de l'hémorragie, qui consistent à supprimer la cause même de l'hémorragie. Des chirurgiens habiles vous indiqueront bien mieux que moi ce qu'il faut faire. Il est certain qu'il faut panser la plaie qui continue à saigner, arrêter l'écoulement du sang, soit en comprimant le vaisseau, soit en liant les artères dans la plaie ou à distance. Les ressources chirurgicales dont on dispose sont nombreuses et variées : je n'ai pas à les énumérer.

Quand un blessé a perdu beaucoup de sang, pour remédier à cette hémorragie, trois interventions sont indiquées, les injections de sérum, les inhalations d'oxygène, et les transfusions.

Les injections intra veineuses de sérum artificiel

sont assez efficaces. Elles sont de plus absolument inoffensives. On les pratique surtout dans les cas urgents, presque désespérés, lorsque les forces de l'organisme ne sont pas suffisantes pour permettre à l'eau des boissons ingérées par l'estomac de pénétrer dans la circulation et d'aller remplacer la quantité de liquide perdu au cours de l'hémorragie. Il faut se hâter ; car le blessé est mourant.

Le sérum artificiel, c'est de l'eau distillée et stérilisée, dans laquelle on a fait dissoudre 7 grammes de chlorure de sodium par litre. Si l'on a adopté cette proportion de 7 grammes pour 1.000, c'est précisément parce que c'est la proportion de chlorure de sodium qui existe dans le sang ; proportion nécessaire pour maintenir les globules en bon état de vie, ou, comme on dit, de *tonicité*. Si la proportion en chlorure de sodium est plus faible, l'hémoglobine sortira des globules rouges et diffusera dans le plasma ; si au contraire elle est plus forte, les globules vont se ratatiner, diminuer de volume, perdront une certaine quantité de leur eau. Il faut donc que le liquide ne soit ni *hypertonique*, ni *hypotonique* ; mais, comme disent les physiologistes, *isotonique*, c'est-à-dire d'une tonicité égale à celle du sang, parce qu'il contient les mêmes proportions de chlorure de sodium que le sang.

Après une hémorragie grave, les symptômes redoutables, ceux qui indiquent une mort imminente, par conséquent qui nécessitent une intervention immédiate, c'est le trouble de la respiration devenue anxieuse, profonde, irrégulière, et surtout la faiblesse du pouls, qui devient irrégulier, à peine perceptible, révélant une syncope immédiate. Alors il ne faut pas hésiter : il faut faire une injection de sérum artificiel. On ne sait pas encore très bien pourquoi le sérum artificiel a la propriété de ramener ainsi les fonctions du système nerveux et du cœur; car il est bien évident que le sérum ne rend pas au sang de l'oxygène : il restitue de l'eau et du chlorure de sodium, ce qui est tout à fait insuffisant au point de vue de l'oxydation. Il faut admettre que cette eau et ce chlorure de sodium vont agir non sur l'oxygénation, mais sur la pression du sang dans les artères.

Le liquide qui circule dans les vaisseaux est en effet soumis à une certaine pression qu'on appelle la pression artérielle. Si l'on met une artère en communication avec un manomètre, on constate que la pression du sang fait, quand tout est normal, équilibre à une colonne de mercure haute de 16 centimètres. Or, après toute hémorragie abondante, la pression du sang devient très basse, par suite de la perte d'une grande quantité de liquide. On la relève par l'injection de liquide dans les vaisseaux. Et cela suffit pour que les échanges gazeux puissent mieux se faire, pour que les combustions organiques se produisent, car une certaine pression du sang est indispensable à l'oxygénation des cellules. Par conséquent, au moyen d'une injection de sérum artificiel, c'est-à-dire d'eau contenant du chlorure de sodium, nous serons venus en aide à l'organisme, mécaniquement, pour ainsi dire, en augmentant la pression du sang dans les artères.

Nous assistons aussitôt alors à un phénomène remarquable de résurrection. Le cœur, dont les battements étaient très faibles, très ralentis, ne donnant qu'un pouls syncopal, intermittent, au point qu'on pouvait s'attendre à tout moment à le voir s'arrêter, le cœur, sous l'influence de l'injection de sérum artificiel, reprend de la vigueur; le pouls reparaît; la respiration, qui était profonde, interrompue, irrégulière, redevient normale; et toutes les fonctions vitales reprennent leurs cours.

Si donc, comme c'est le plus souvent le cas, on ne peut pas pratiquer la transfusion du sang, il ne faut pas hésiter à faire une injection de sérum. Mais si, pour une cause ou pour une autre, cette dernière opération n'est pas elle-même possible, il faut alors procéder à des inhalations respiratoires d'oxygène, car ces inhalations sont susceptibles d'augmenter, quoique dans une proportion moins forte qu'on ne l'eût cru tout d'abord, la quantité d'oxygène qui se dissout dans le sang.

Ainsi, injections de sérum artificiel, inhalations d'oxygène, voilà les moyens dont on dispose lorsqu'on se trouve en présence d'un individu atteint d'une hémorragie abondante et sur le point de mourir par la syncope de l'anémie.

Mais il est une autre ressource, très efficace aussi, qui a permis, dans les cas désespérés, de sauver un certain nombre de blessés, c'est la transfusion du sang.

L'histoire de la transfusion du sang est très singulière. Vous avez pu lire dans les livres qu'au xvii° siècle on avait imaginé la transfusion du sang pour guérir les individus atteints de délire furieux. En leur injectant le sang d'un animal doux et inoffensif tel que le mouton, on espérait leur infuser la douceur de cet animal. C'était une étrange illusion. Loin de guérir ces malades de leurs accès, on les faisait souvent mourir des suites de l'opération. Si bien que le Parlement dut défendre, par un édit spécial, ces transfusions qui étaient devenues une mode dangereuse.

Depuis, on est revenu, pour quelques cas exceptionnels, à cette thérapeutique, et on a enregistré de beaux succès.

Retenez d'abord ceci. C'est qu'on ne peut pas impunément infuser à l'homme beaucoup de sang d'un animal. Plus cet animal s'éloigne de l'espèce humaine, plus la transfusion est nocive. Le sang d'un reptile ou d'un poisson est extrêmement toxique, le sang d'oiseau est assez toxique, le sang de mammifère l'est moins. Finalement il n'est pour l'homme qu'un seul sang qui soit tout à fait inoffensif, c'est celui de l'homme lui-même. Par conséquent, pour faire une transfusion de quantités suffisantes pour qu'elles soient vraiment efficaces, il faut recourir au sang humain.

D'ailleurs le sang des animaux n'est réellement nocif que lorsqu'il est transfusé avec tous ses éléments, globules et plasma. Le sang complet de cheval est assez toxique, mais le sérum de ce même sang est relativement inoffensif. On peut injecter sans danger cinquante centimètres cubes de sérum, tandis que la transfusion d'un même volume de sang total constituerait, à cause des globules et des ferments divers contenus dans ces mêmes globules, une opération véritablement dangereuse.

Ainsi donc, si la mort du blessé par hémorragie est imminente, il ne faut pas hésiter à faire la transfusion du sang humain, opération à laquelle — je n'ai pas besoin de le dire — des personnes dévouées sont toujours disposées à se prêter pour secourir un blessé. Je vous calomnierais certainement, si je pensais qu'une seule d'entre vous pourrait hésiter à donner 200 ou 300 grammes de son sang, pour rendre la vie à un mourant.

Pratiquée dans de bonnes conditions, la transfusion réalise de vrais miracles. La vie, qui, chez le blessé anémié, paraissait prête à s'éteindre, reparaît : soudain le cœur bat de nouveau, avec quelque force : la respiration qui était laborieuse, gênée, pénible, redevient normale. L'intelligence reparaît. Il se produit en somme une vraie *résurrection*. Il n'y a pas de mot qui dépeigne mieux ce qui se passe, après la transfusion du sang, chez un individu, épuisé par une violente hémorragie.

Mais que faut-il transfuser? Faut-il transfuser le sang avec ses globules ou sans ses globules? Le sang avant sa coagulation, ou après qu'il a été coagulé?

Lorsqu'on bat du sang rapidement avec une baguette de verre, la fibrine vient s'agglomérer autour de la baguette, c'est du sang total, moins la fibrine. Ce sang est rouge, parce qu'il contient les globules, et il ne peut plus se coaguler, parce qu'on a extrait la fibrine.

Y a-t-il lieu d'injecter, soit simplement le sérum du sang humain, soit le sang humain ne contenant que le sérum et les globules, soit enfin le sang intégral, y compris la fibrine. Les opinions des chirurgiens sont partagées. Peut-être est-il préférable de faire passer directement le sang du transfuseur dans l'organisme du transfusé, en abouchant l'artère du transfuseur avec la veine du transfusé. Mais c'est une opération assez délicate.

V

LA FIÈVRE

Mesdames,

Je vais aujourd'hui vous donner quelques notions élémentaires sur la fièvre, pour vous en parler non pas en médecin, mais en physiologiste. Peut-être, en effet, n'est-il pas inutile qu'un physiologiste ait la parole en ce sujet qui paraît d'abord exclusivement médical. Aussi bien personne ne pourrait comprendre les lois de la pathologie sans connaître tant soit peu les lois de la physiologie.

Je n'entrerai pas dans la nature, les causes, les symptômes des différentes fièvres : ce serait faire toute la médecine. Il ne s'agira pas *des fièvres*, mais *de la fièvre*, ce qui est assez différent. On peut étudier la fièvre, en soi, la fièvre sans épithète : c'est-à-dire rechercher les phénomènes qui, dans toutes les fièvres, sont à peu près les mêmes, phénomènes que le langage médical a convenu d'appeler « fébriles ».

C'est l'histoire de ces phénomènes fébriles que je vais vous exposer. D'abord les symptômes de la fièvre, puis ses causes générales, puis, très sommairement, son traitement. Ne croyez donc pas que je vais prononcer les mots de telle ou telle fièvre : de la fièvre scarlatine, de la fièvre typhoïde, de la fièvre tuberculeuse. Assurément non, nous n'envisagerons que ce complexus fonctionnel, commun à toutes ces maladies, qui est la fièvre.

*
* *

En réalité, il semble très simple de préciser ce que c'est que la fièvre. Mais, comme toujours, quand on veut aller au fond des choses, les difficultés se présentent à chaque pas. Rien n'est donc moins simple que de définir la fièvre. Nous allons cependant essayer de faire cette définition. Est-ce une illusion ? Mais je crois que vous ne trouveriez guère dans les livres classiques les choses élémentaires que je vais exposer ici.

La fièvre est constituée par trois symptômes fondamentaux : 1° un état de malaise général, de mal être, de souffrance, qui est le malaise fébrile ; 2° une accélération du pouls ; 3° une élévation de la température. Quelquefois tel ou tel de ces trois symptômes : malaise général, accélération du pouls et élévation de la température, chez un même malade, peut faire défaut ou être peu marqué. Mais le plus souvent ils coexistent tous les trois, et quand ils sont réunis, en intensité variable, ils caractérisent la fièvre.

Certes il existe d'autres symptômes de la fièvre, multiples résultats de l'état fébrile, sur lesquelles je passerai ensuite plus brièvement. Mais j'appellerai surtout votre attention sur les trois symptômes fondamentaux.

1° Malaise et délire. — Le malaise fébrile, — malaise que toutes vous connaissez plus ou moins, car il n'est pas possible que vous n'ayez jamais eu la fièvre, — est dû à une altération, à un trouble du système nerveux.

A ce propos, je tiens tout d'abord à vous dire formellement, pour que cette idée simple et générale vous serve de fil conducteur dans l'histoire compliquée de la fièvre, que la fièvre est un *empoisonnement*. Il y a malaise fébrile, parce qu'un poison ou des poisons ont été déversés dans le sang.

Le système nerveux étant l'appareil le plus fragile de l'organisme, c'est le système nerveux qui est lésé tout d'abord par l'intoxication. Ainsi le poison fébrile est le poison du système nerveux. Et finalement nous voici arrivés à cette conception simple de la fièvre : *la fièvre est un empoisonnement du système nerveux.* Et tout de suite les conséquences vous apparaissent en toute clarté.

La première conséquence de l'empoisonnement du système nerveux, c'est le malaise général, le trouble de l'idéation, l'impuissance de l'attention et du travail. La pensée ne fonctionne pas dans les mêmes conditions qu'à l'état normal. Elle devient fébrile, suivant une expression populaire et ancienne. La parole est saccadée, agitée, vibrante. Il y a, non pas tout à fait du délire, mais un peu de désordre mental. On se sent mal à son aise, avec des douleurs dans les membres et de la céphalée. L'état de bien-être qui caractérise l'état normal (euphorie des anciens auteurs) a été remplacé par un état de mal-être et de souffrance qu'il est inutile de décrire, puisque toutes vous l'avez ressenti plus ou moins.

Quand l'intoxication est plus profonde, autrement dit quand la fièvre est plus intense, l'altération intellectuelle se manifeste par du délire et une agitation incessante, qui va quelquefois, dans certains cas exceptionnels, jusqu'à un délire furieux. La variété de ces troubles psychiques est très grande, selon les personnes et selon les fièvres. Il est des enfants, par exemple, qui ne peuvent pas avoir le plus léger accès de fièvre, pour une innocente angine, sans être pris aussitôt du délire.

D'une manière générale, le délire, dans une fièvre, est un symptôme toujours sérieux qui montre que la maladie a assez profondément touché l'organisme. Hippocrate avait déjà remarqué que le délire dans les maladies fébriles, notamment dans la pneumonie, était un signe fâcheux ; et tous les médecins reconnaissent que, lorsqu'il y a délire, c'est que l'offense portée au système nerveux est grave. Si, dès le début d'une fièvre infectieuse, sans grande élévation thermique, il y a du délire, il faut toujours réserver le pronostic, car assurément ce délire primitif indique une atteinte redoutable portée au système nerveux.

2° Accélération du pouls. — L'accélération du pouls est un symptôme fébrile connu de toute antiquité. La fréquence du pouls, c'est-à-dire la fréquence des battements du cœur, peut varier du simple au double. Vous savez qu'à l'état normal le pouls de l'homme bat à peu près 70 fois par minute ; dans l'état de fièvre, il bat plus rapidement, et cela presque toujours. Sa fréquence montre assez bien l'intensité de la fièvre. Dans les fièvres légères, il peut atteindre 100 à 120 par minute, et, dans certaines fièvres graves, surtout chez les enfants, 140, 160 et même 180 pulsations : le pouls est alors si fréquent qu'on ne peut presque plus le compter.

A cette accélération énorme du pouls vient s'ajouter, surtout chez les enfants, une accélération de la respiration, qui passe de 20 à 30, et parfois 50 ou 60 par minute ; la fréquence de la respiration est un signe précieux pour le diagnostic ou le pronostic.

Aussi les médecins, quand ils veulent savoir le caractère d'une fièvre, notent-ils, non seulement la température, mais aussi le pouls et la respiration.

Ces phénomènes, élévation de la température, accélération du pouls, accélération de la respiration, sont simultanés, parallèles, synergiques, et ils relèvent tous les trois d'une même cause fondamentale, essentielle, à savoir l'intoxication du système nerveux.

Rappelons-nous que le système nerveux règle la fréquence des battements du cœur, suivant des lois beaucoup trop compliquées pour que je puisse vous en faire l'histoire ici. Je les résumerai en disant que les nerfs ont mission : les uns, de ralentir ou d'arrêter, les autres, d'accélérer le cœur, de sorte que l'accélération du cœur, dans la fièvre, est probablement un trouble dans l'innervation cardiaque.

Supposons qu'à l'état normal les nerfs pneumogastriques ralentissent les mouvements du cœur, et que ces nerfs de ralentissement, d'inhibition, reçoivent leur excitation du système nerveux central. Alors, si le système nerveux central est fatigué, épuisé, troublé, et qu'il ne puisse plus donner son excitation normale qui amène le ralentissement du cœur, le cœur va s'accélérer par trouble ou paralysie de l'appareil de ralentissement.

Nous arrivons donc à cette conclusion que l'accélération du cœur, dans les fièvres, est due à l'épuisement de l'appareil ralentisseur du cœur. Il est possible, d'ailleurs, que l'accélération cardiaque, dans la fièvre, soit due à l'excitation des nerfs accélérateurs autant qu'à l'épuisement des nerfs modérateurs. Les physiologistes ne sont pas d'accord pour décider.

3° **Élévation thermique.** — J'insisterai davantage et d'une manière tout à fait spéciale, sur l'élévation de la température, le troisième phénomène essentiel de la fièvre.

Il paraît bien singulier, n'est-il pas vrai, qu'il ait fallu attendre si longtemps pour appliquer un thermomètre à des malades et constater, d'une manière plus exacte que par le contact de la peau, que la température s'est élevée [1]. C'est cependant une donnée relativement récente, et c'est un physiologiste français, associé à un médecin français,

1. Et, à ce propos, je tiens à m'élever avec force contre une expression extrêmement vicieuse dont se servent beaucoup de personnes. On dit communément, en parlant d'un malade qui a de la fièvre : *il a de la température.* Or, que nous soyons malades ou non, nous avons tous de la température ; il est impossible, à moins que l'on n'ait atteint le zéro absolu, c'est-à-dire — 273°, de ne pas avoir de température. Ne dites donc jamais, en parlant d'un malade : *il a de la température,* parce que c'est une expression défectueuse qui déshonore la langue française. Nous avons tous de la température. Seulement les uns ont une température normale, les autres une température pathologique. Dites, si vous voulez : ce malade a de l'hyperthermie, ou une température élevée, ou une élévation thermique ; mais ne dites jamais : *il a de la température,* car on croirait, à vous entendre parler ainsi, que vous n'avez reçu aucune éducation, ni médicale, ni littéraire.

c'est-à-dire le médecin Andral et le physiologiste Gavarret, qui ont, les premiers, en 1838, mesuré la température dans les maladies. Ils ont vu, sur un malade atteint de fièvre intermittente, que l'élévation de la température était parallèle à la fièvre.

Mais il est absolument indispensable de connaître tant soit peu les lois de la température normale, pour juger les conditions de la température pathologique. Car, si on ne connaît la physiologie, on ne peut rien savoir à la pathologie. J'ai coutume de dire à mes élèves, lorsqu'ils ne mettent pas assez d'ardeur à l'étude de la physiologie, que la meilleure manière d'être instruit sur les phénomènes morbides, c'est d'être instruit d'abord sur les phénomènes normaux. Que penseriez-vous d'un horloger qui dirait : « Je n'entends rien à la manière dont marche une montre saine, mais je sais réparer une montre malade. » N'est-il pas évident que vous auriez médiocre confiance en cet horloger-là ? Pour qu'il puisse réparer un mécanisme détraqué, il est clair qu'il doit savoir comment fonctionne un mécanisme intact.

L'homme est un animal à sang chaud, ou, pour mieux dire, à température constante. Il est comme une étuve absolument bien réglée. Or vous savez qu'une étuve bien réglée, qu'il fasse chaud ou qu'il fasse froid, demeure toujours à la même température. Les flacons que vous mettez dans cette étuve, en été, en hiver, le matin, le soir, ne varient pas d'un dixième de degré. De même nous gardons la même température constamment. Malgré les contractions musculaires les plus violentes, malgré une température sibérienne ou une température sénégalienne, malgré un bain très chaud, ou un bain très froid, nous avons toujours la température qu'a commandé notre système nerveux régulateur.

En outre, cette température est variable, c'est-à-dire que du matin au soir, ou du soir au matin, nous passons par des phases rythmiques, régulières, que nous pouvons représenter par une courbe demi-schématique. A minuit la température est, je suppose, de 36°2, et puis elle baisse, vers 3 ou 4 heures du matin, pour descendre à 36°, puis, elle reste à peu près stationnaire. Mais, vers 7 heures, elle se relève graduellement jusqu'à 3 heures de l'après-midi, où elle monte à 37°5. A partir de 37°5, elle baisse ensuite pour revenir graduellement à 36°2 vers minuit.

Par conséquent, notre température normale suit une courbe quotidienne ; tous les jours elle varie d'un degré et demi. C'est là un fait démontré d'une manière tout à fait irréprochable, entre autres, par un physiologiste danois qui a pris jusqu'à 13.000 températures sur des individus normaux, pour suivre dans tous les détails cette variation physiologique normale. Ainsi, le matin, vers 3 heures, notre température est d'un degré et demi plus basse qu'à 3 heures de l'après-midi.

Pourquoi cette différence de température qui dirige la production et la déperdition de nos calories, sinon parce que nous avons un système nerveux régulateur ? Le système nerveux règle notre température de deux manières, et nous pouvons le comparer à un commerçant qui règle ses affaires à la fois par les recettes et par les dépenses. D'une part, nous produisons plus ou moins de calories ; (variation dans les recettes), d'autre part, nous rayonnons au dehors avec plus ou moins d'intensité (variation dans les dépenses), et c'est en établissant une balance parfaite entre le budget des recettes et le budget des dépenses que nous maintenons notre température à un même niveau.

Par exemple, quand il fait froid, les capillaires de la peau se rétrécissent, et alors le sang ne vient plus affluer à la surface de la peau. Par conséquent il y a moindre radiation de chaleur à la périphérie.

Au contraire, quand il fait chaud, le sang afflue à la surface de la peau, il se fait un refroidissement plus intense de la masse de sang qui se distribue à la périphérie cutanée. La radiation cutanée, variable selon la température extérieure, nous permet de maintenir notre équilibre thermique malgré les énormes variations de la température extérieure.

Mais il y a encore un autre procédé de régulation. C'est la transpiration cutanée. En effet, les glandes de la peau secrètent une plus ou moins grande quantité de vapeur d'eau selon la température.

Cette transpiration a pour fonction de produire du froid parce que l'eau s'évapore et qu'il se produit alors du froid. Un alcarazas dont les parois sont poreuses et qui laisse suinter l'eau à la périphérie, se maintient, grâce à cette évaporation, à un niveau thermique inférieur au milieu ambiant. Un individu qui entre dans une étuve sèche ne meurt pas de chaleur, car la sueur abondante qui perle à la surface de son corps produit assez de froid pour que la température de ses organes reste inchangée.

Pour expliquer la variable production de chaleur, il suffit de se rappeler que nous avons des glandes qui, lorsqu'elles sont excitées par le système nerveux, produisent une action chimique, et par conséquent thermique, plus intense. Mais nous avons surtout nos muscles : c'est surtout par la contraction musculaire que s'échauffe l'organisme, à tel point que si nous n'avions pas un appareil de refroidissement, c'est-à-dire la transpiration cutanée corrigeant l'intense dégagement de chaleur résultant des contractions musculaires, tout travail musculaire, tant soit peu violent, produirait une élévation de température considérable. Par le travail des muscles les combustions deviennent trois et quatre fois plus intenses qu'à l'état de repos; les quantités d'oxygène consommé, d'acide carbonique produit, augmentent, et par conséquent, la production de calories corrélative à l'action chimique.

Dans la fièvre, les choses se passent comme chez

un individu normal. Il y a encore régulation thermique. Mais l'étuve régulatrice, c'est-à-dire le système nerveux, appareil régulateur de la chaleur, est dérangée, troublée, modifiée, comme pourrait l'être une étuve dont on aurait changé le niveau. Nous avions normalement un appareil réglant notre température à 37°. Dans la fièvre, par suite de l'empoisonnement du système nerveux, cet appareil règle à 39°.

Chez l'individu fébricitant, comme chez le normal, pendant les 24 heures la température change. Il a 37°5 le matin, et 39° à 15 heures.

Ainsi, on retrouve chez les malades ce que nous avons noté chez les individus normaux, c'est-à-dire une variation de la température suivant les heures de la journée. Nous pouvons donc en conclure que l'appareil régulateur de la chaleur n'est pas détruit. Ne disons non plus, comme certains physiologistes, qu'il est paralysé. Nullement. L'appareil régulateur de la chaleur continue a régler notre température. Au lieu de régler à 37°, il règle à 39°. Voilà tout! mais c'est assez pour affirmer qu'il y a empoisonnement du système nerveux central.

Ainsi l'appareil régulateur de la chaleur, qui établit un équilibre entre les dépenses et les recettes, subsiste aussi bien chez l'individu fébricitant que chez l'individu normal; mais il fonctionne à un autre niveau chez l'individu fébricitant et chez l'individu normal.

*
*   *

Je ne puis entrer dans l'histoire des théories de la fièvre ; toutefois il faut en mentionner deux qui me paraissent singulièrement erronées, ce qui ne les empêche pas d'être parfois soutenues.

Traube a dit que la fièvre est due à une rétention de la chaleur produite. Or cela est manifestement absurde ; car un malade, quand il est atteint d'une très forte fièvre, a la peau très chaude. C'est un fait d'observation vulgaire. Quand on s'approche de lui, on s'aperçoit qu'il échauffe l'air ambiant. Par conséquent, il rayonne davantage. Pour qu'il y eût rétention de chaleur, il faudrait que sa peau fût froide, et que toute la chaleur de ses combustions organiques restât enfermée dans ses viscères. Or tel n'est évidemment pas le cas, puisque sa peau est brûlante, par conséquent rayonnant avec intensité, et perdant beaucoup de chaleur.

On a dit aussi que la fièvre est due à une production plus intense de calories ; mais cela ne suffit absolument pas à expliquer l'hyperthermie. Le moissonneur qui travaille au grand soleil, le coureur qui fait un violent exercice, produisent cinq ou six fois plus de calories qu'un individu au repos ; et cependant leur température reste normale. Certes, il y a en général, dans toute fièvre, une production exagérée de calories, à peu près 25 p. 100 de plus qu'à l'état normal, mais cet excès de combustion n'aurait pas d'effet sur la température si le système nerveux régulateur n'était perverti dans sa régulation. Et en effet, même quand il produit 500 p. 100 de plus, comme dans les grands exercices musculaires, l'individu normal garde sa température normale.

' Par conséquent, nous arrivons à cette conception simple de la fièvre : *la fièvre est un ensemble de symptômes dus à un empoisonnement du système nerveux et en particulier du système nerveux régulateur de la chaleur; c'est un trouble, non dans la production, mais dans la régulation de la chaleur.*

** **

L'élévation de la température dans la fièvre fournit des indications qui sont extrêmement précieuses. Dans les fièvres graves, infectieuses dès le début, foudroyantes, comme certaines méningites et certaines scarlatines, tout de suite la température monte à des chiffres très élevés, 41°, 42° et même 43°. Malgré leur gravité, ces fièvres infectieuses, hyperthermiques, sont peut-être moins redoutables encore que les infections qui, d'emblée, dépriment le système nerveux au lieu de le surexciter, et s'accompagnent d'hypothermie, ce qu indique une altération profonde, presque irrémédiable, du système nerveux central.

Quelquefois l'élévation même de la température est un phénomène dangereux en soi. Ce n'est pas seulement le symptôme de la fièvre, c'est par son extrême intensité une complication, c'est-à-dire un phénomène qui, en lui-même, peut déterminer des accidents dus à la seule hyperthermie. La chaleur exagérée de nos tissus par elle-même est dangereuse. Si, par un procédé quelconque, on élève la température organique de 3° ou 4° au-dessus de sa température normale, il survient des troubles graves dus uniquement à cette élévation de température. Si la température de 42° et 42°5 n'est pas prolongée, on peut en réchapper, comme on en cite de nombreux cas dans la science. Dans quelques cas exceptionnels la température a atteint 43°, ou 44°; et cependant la mort n'est pas survenue. Mais ce sont des faits isolés, rarissimes. En général, quand la fièvre atteint 42' et 42°5, on peut déclarer que la maladie est extrêmement grave.

En tout état de cause, la courbe thermique d'une maladie indique sa marche avec une précision presque irréprochable. Tous les médecins attachent avec raison une extrême importance au graphique thermique, qui leur permet en un seul coup d'œil de suivre le décours d'une affection fébrile.

Chaque maladie a pour ainsi dire sa courbe thermique spéciale. Je pourrais à cet égard vous donner des documents innombrables, dans le détail desquels je ne saurais entrer, car ce serait faire un long chapitre de pathologie. J'ai indiqué seulement ce qu'il faut entendre par les mots : élévation thermique. *C'est un trouble dans la régulation thermique, dû à l'intoxication du système nerveux.*

*

Tels sont les trois essentiels symptômes de la fièvre. Il en est d'autres accessoires, et cependant encore très importants : c'est l'absence d'appétit, la courbature musculaire, l'amaigrissement, le frisson et la transpiration cutanée.

L'absence d'appétit que les médecins nomment *anorexie*, est un fait que vous avez certainement pu toutes observer par vous-même. L'appétit, dans toute fièvre, a disparu complètement. Pourquoi? Probablement parce que la secrétion du suc gastrique est supprimée. Des expériences positives ont été faites et, aussi bien sur les animaux fébricitants que sur les malades, ont montré qu'alors la secrétion gastrique est tarie. Donc l'estomac ne peut plus digérer parce qu'il ne produit plus de suc gastrique actif. Il s'ensuit, grâce à la constante relation qui unit les besoins de l'organisme aux fonctions mêmes de cet organisme, qu'il y a perte d'appétit, parce que les aliments, devenant inassimilables par défaut de digestion, seraient plus nocifs qu'utiles.

La *courbature musculaire* est aussi un symptôme commun à toutes les fièvres : elle accompagne le malaise général. La cause en est assez obscure, on peut toutefois supposer qu'elle est due à une intoxication de tout l'organisme. Dans la fièvre, comme on ne se nourrit plus, puisqu'il n'y a plus ni ingestion alimentaire, ni digestion, il faut cependant que l'organisme se nourrisse encore : or il ne peut le faire qu'aux dépens de sa propre substance et surtout de ses muscles. Nous consommons nos propres muscles pendant la fièvre, et cette consommation de nos muscles et de notre graisse, explique aussi bien la courbature musculaire que l'amaigrissement. On s'amaigrit, non seulement parce qu'on n'a plus d'aliments, mais encore parce qu'on consomme davantage à cause de l'élévation même de la température, car les tissus brûlent d'autant plus intensément qu'ils sont à une température plus élevée.

Donc, nous consommons davantage et mangeons mal ou pas du tout. Vous comprenez qu'il est tout naturel que le poids du corps alors diminue, à cause de cette consommation exagérée.

Le *frisson* de la fièvre s'explique très bien par ce fait qu'il faut pour satisfaire l'organisme fébricitant, une température supérieure à la normale. Un malade, qui a de la fièvre, a froid s'il n'est pas à 39° : de même qu'un individu normal a froid, s'il n'est pas à 37°. Et alors, pour atteindre cette température de 39°, il doit augmenter ses combustions, ce qu'il fera surtout par les contractions musculaires. L'un et l'autre, le normal et le fébricitant, frissonnent pour se réchauffer. Le frisson fébrile a donc la même cause que le frisson thermique, c'est-à-dire une contraction générale de tous les muscles, qui en se convulsant dégagent les combustions et par conséquent les calories nécessaires.

Aussi voit-on souvent, dans la fièvre malarienne notamment, le grand frisson convulsif coïncider avec une température relativement élevée. Il se peut fort bien qu'un malade ayant 39° ait froid : car, de par son état fébrile, il doit atteindre 40°, et il aura froid tant qu'il ne sera pas à 40°.

Un autre phénomène de la fièvre, c'est la sudation abondante. Cette sudation, évaporation d'eau, est le seul procédé que la nature puisse employer pour refroidir l'organisme échauffé. Aussi la sudation est-elle en général un symptôme favorable; elle indique que le malade doit se refroidir, de même que le frisson indique que le malade doit se réchauffer. Lorsque une fièvre va s'éteindre (ce que les médecins appellent la *défervescence*), une sueur profuse inonde la peau du malade : et la température s'abaisse.

Dans l'accès de fièvre intermittente qu'on prend souvent comme type du processus fébrile, on observe un stade initial de frisson (convulsif) puis un stade de sueur (défervescence terminale).

***

J'arrive maintenant à l'étude des causes de la fièvre.

Je laisse de côté les cas, absolument rares et tout à fait exceptionnels, dans lesquels un traumatisme du système nerveux détermine des accidents fébriles, ce qu'on peut appeler fièvre nerveuse. Phénomène extrêmement rare, dont il existe seulement quelques cas, et qui intéressent plutôt le physiologiste que le médecin. Retenons seulement ceci : c'est qu'une lésion du système nerveux peut, tout, comme un empoisonnement du système nerveux, produire les symptômes de la fièvre.

Presque toujours, sinon toujours, les agents fébriles sont les microbes, c'est-à-dire les parasites végétaux qui pullulent dans le sang et donnent des myriades de générations successives. Le mécanisme par lequel ils produisent la fièvre, nous a été révélé par les expériences de nombreux physiologistes, et en particulier de Yersin et de Roux. Ces savants ont pu démontrer que les microbes secrètent des substances qui reproduisent les mêmes symptômes qu'eux-mêmes. Si vous injectez un microbe à un animal, vous pouvez assurément chez cet animal déchaîner de la fièvre. Eh bien! vous pouvez déchaîner exactement les mêmes symptômes en injectant les substances solubles que ce microbe a secrétées dans son bouillon de culture. Il a excrété des toxines, c'est-à-dire des matières solubles, azotées, nocives, compliquées et multiples, qui ont le fâcheux privilège d'agir toxiquement sur les cellules de l'organisme. Aussi voit-on les mêmes symptômes se dérouler à peu près, suivant les mêmes modalités, quand on injecte soit un microbe, soit les substances toxiques qu'il a secrétées dans son liquide nutritif. De là nous pouvons conclure que, si les microbes morbides, dans l'organisme de l'homme, provoquent tels ou tels symptômes, c'est parce qu'ils secrètent tel ou tel poison. Étant donné un microbe, il y a secrétion de poison. Étant donné ce poison, il y a symp

ceux que le microbe eût déclanchés, s'il eût végété dans l'organisme même. Autrement dit encore, qu'un microbe évolue dans notre corps et produise des poisons, ou qu'il évolue en dehors de notre corps, et qu'il produise dans sa culture des poisons, ce seront dans les deux cas les mêmes poisons et par conséquent ce sera le même ensemble symptômatique. Seulement il y aura cette différence essentielle que, lorsqu'on injecte le poison d'un microbe, au bout d'un certain temps, très rapidement (une heure ou deux, ou une demie-journée), les effets toxiques vont s'atténuer et même disparaître, tandis que, si le microbe végète dans le sang, il va y proliférer, et par conséquent continuer à déverser ses poisons. Ainsi, après une injection de substances solubles, les effets vont toujours rapidement s'éteindre, tandis qu'après une injection de microbes, les parasites vont exercer leur ravages en secrétant tous les jours de nouvelles toxines. Le poison se reproduira a mesure qu'il sera éliminé, et il n'y aura fin de la maladie, que lorsque le microbe lui-même aura disparu.

Donc, ce n'est pas le microbe lui-même qui tue, ce sont les substances produites par ce microbe.

Ces substances ont cette propriété curieuse qu'elles agissent puissamment sur cette partie du système nerveux, qui est le centre régulateur de la chaleur, et alors qu'elles sont aptes à produire de la vre. Fait bien singulier et sur lequel il faut insister, les poisons minéraux ne peuvent guère provoquer la fièvre; nous ne connaissons guère que les poisons microbiens qui soient capables de donner de la fièvre. Souvent, en effet, les physiologistes ont cherché dans le vaste arsenal de la chimie et de la thérapeutique à donner des fièvres expérimentales et des hyperthermies aux animaux : ils ont échoué toujours, à moins qu'ils ne se soient adressés, pour donner la fièvre, à des substances produites par des microbes.

On peut par la strychnine donner des convulsions, par la morphine donner le sommeil, par l'atropine dilater l'iris, par l'oxyde de carbone empoisonner l'hémoglobine; c'est entendu. Mais on ne peut pas trouver dans toute la chimie minérale, ou même dans les substances organiques connues, un corps qui provoque avec certitude de la fièvre. Pour ce faire, il faut recourir aux poisons microbiens, c'est-à-dire aux poisons secrétés par les microbes lorsqu'ils se développent dans un bouillon.

Pour prouver cette étroite relation entre le développement microbien et la fièvre, je ne pourrais pas trouver un meilleur exemple, à la fois vulgaire et instructif, que le panaris ou une petite suppuration provoquée dans le doigt par un corps étranger. Le corps étranger qui a introduit des microbes a provoqué un peu de suppuration microbienne. Or cette minuscule végétation de microbes produit des substances qui sont toxiques, pénètrent dans la circulation, empoisonnent le système nerveux et donnent de la fièvre. Ce qui prouve bien que la fièvre est due aux substances toxiques déversées par les microbes végétant dans le doigt malade, c'est qu'elle cesse immédiatement dès qu'on a fait une large incision et qu'on a débarrassé le doigt des microbes qu'il contenait et par conséquent des poisons.

Ces poisons, on a appris à les connaître. Si l'on prend le pus qui les contient et qu'on le soumette à l'action de la chaleur, on ne les détruit pas, ou du moins on ne les détruit pas complètement. Ils sont encore offensifs. Les bouillons de culture chauffés et les microbes chauffés, c'est-à-dire des liquides où tout microbe vivant a disparu, donnent encore de la fièvre. Donc ce sont bien les substances toxiques sécrétées par les microbes qui sont la cause de la fièvre.

Je vous ai parlé du panaris ; mais j'aurais pu aussi bien vous parler de toutes les plaies. Chaque fois qu'une plaie suppure, c'est-à-dire lorsqu'elle est infectée par les microbes, il y a fièvre ; la fièvre est la compagne fidèle de la suppuration. Or, normalement, les plaies ne doivent pas suppurer. S'il n'y a ni parasites, ni germes microbiens, la cicatrisation et la réparation de la peau et des tissus se poursuivent sans développer de fièvre. Il n'y a de fièvre que lorsque des parasites interviennent, pour altérer le système nerveux, troubler la régulation thermique, et produire des accidents fébriles. Une opération ne doit pas déterminer de fièvre, un accouchement ne doit pas déterminer de fièvre. Autrefois, on croyait à la fièvre de lait. C'était une énorme erreur ; l'accouchement est un phénomène physiologique qui en soi n'est pas fébrile ; il n'y a de fièvre que s'il y a infection, c'est-à-dire intoxication nerveuse par les poisons microbiens.

Par là vous serez donc bien convaincues de

l'importance de l'antisepsie ou de l'asepsie pour qu'il n'y ait pas de fièvre chez le blessé. Il n'y a jamais de fièvre chez un blessé quand l'antisepsie est parfaite. Mais, hélas, dans nos terribles plaies de guerre, elle ne peut pas être irréprochable. En tout cas la fièvre doit être inconnue dans les opérations qui se pratiquent sur des tissus sains et alors il ne doit pas y avoir de fièvre.

Il n'y a de fièvre, résumons ceci en un mot, il n'y a de fièvre que par des infections microbiennes. Qu'il s'agisse de la scarlatine, qu'il s'agisse de la diphtérie, qu'il s'agisse de la tuberculose, quand il y a fièvre, c'est qu'il y a infection. Et l'infection agit moins par les microbes eux-mêmes que par leurs poisons.

⁂

Et, si cela est bien compris, nous pourrons maintenant, avec plus de certitude, examiner par quelles actions thérapeutiques il convient de combattre la fièvre. Faut-il agir sur les microbes, ou sur les poisons microbiens, ou encore, ce qui n'est pas une thérapeutique négligeable, sur l'organisme lui-même, en lui donnant plus de force pour qu'il résiste mieux à l'invasion microbienne.

Posons d'abord une première question, et une question qui peut paraître singulière. Faut-il traiter la fièvre? Autrement dit cette hyperthermie dont je vous parlais tout à l'heure, est-elle nuisible ou avantageuse?

Voici un malade qui a une pneumonie, ou une amygdalite. Nous pouvons, à la rigueur, *couper* sa fièvre, abaisser sa température. Mais est-il bon de le faire? Est-ce que nous n'allons pas troubler l'évolution normale de la maladie (qui, ne l'oublions pas, tend presque toujours à la guérison), en empêchant le malade d'avoir une température élevée? Bien des recherches ont été entreprises à ce sujet, bien des affirmations ont été données, mais on ne peut en déduire encore aucune conclusion ferme. D'une part, en effet, il n'est pas mauvais que les microbes soient soumis à cette température élevée qui va modifier et peut-être ralentir leur évolution. Pasteur a montré que la bacille du charbon est inoffensif chez les oiseaux dont la température est de 42° mais que si l'on abaisse artificiellement la température d'une poule à 38°, la poule peut alors être infectée par le charbon. Dans certains cas encore on a observé que des animaux légèrement refroidis et soumis à une infection mouraient plus vite que d'autres, chez qui on laissait évoluer l'hyperthermie fébrile régulièrement. Il y a, d'autre part, beaucoup d'observations contraires, de sorte que la physiologie expérimentale ne peut pas jusque à présent se prononcer. Il faut donc laisser à la clinique le soin de décider.

Or la clinique semble avoir décidé que, dans certaines maladies, il est bon d'abaisser la température, et que, dans d'autres maladies, cela est inutile et presque nuisible. En tous cas, si l'hyperthermie est très forte, il faut la combattre, lutter contre un symptôme qui devient par lui-même un danger. Par exemple, dans le traitement de la fièvre typhoïde, une méthode a été beaucoup employée, la méthode des bains froids qui a donné d'excellents résultats. C'est peut-être parce qu'elle stimulait l'organisme à réagir; mais c'est aussi peut-être parce qu'elle enlevait une grande quantité de calories, et abaissait pour un certain temps la température du corps. Toujours est-il que cette méthode classique des affusions froides donne, surtout dans les cas très graves avec hyperthermie, des succès remarquables.

L'hyperthermie et la fièvre sont liées l'une à l'autre. Il y a là un cercle : fièvre élève la température, et la température augmente les combustions, ce qui contribue à élever la température. Il faut briser cet enchaînement des effets et des causes, en abaissant artificiellement la température.

Pour abaisser la température, nous avons des substances qu'on a appelées des *anti-thermiques*, car ces corps, en modifiant la régulation thermique, agissent sur les centres nerveux. L'acide salicylique, l'aspirine, et beaucoup de dérivés du phénol sont

des substances de cette sorte, mais il en est une
tout à fait puissante et admirable : c'est la quinine.
La quinine dans les fièvres, et spécialement dans
les fièvres malariennes, fait tomber rapidement la
fièvre et abaisse la température. Mais par quel phénomène ?

Il est vraisemblable qu'elle agit sur l'élément
microbien, c'est-à-dire sur les hématozoaires de la
malaria. Car la quinine a la merveilleuse propriété
de les tuer, ces hématozoaires, ou au moins de
ralentir leur développement.

Ce qui tendrait à prouver que la quinine est
efficace par son action antimicrobienne, c'est qu'elle
n'abaisse pas la température de l'individu sain : elle
n'est hypothermisante que chez les malades qui ont
de l'hyperthermie. Les autres, tous les autres, ceux
qui n'ont ni hyperthermie, ni fièvre, ni microbes,
peuvent impunément prendre de la quinine. Leur
                        ra nu ement modifiée.
Nous pouvons donc en conclure, en toute vrai-
semblance, que la quinine est active sur les
microbes et non sur le centre nerveux thermique.

Il est d'ailleurs absolument évident que le meilleur
moyen de combattre la fièvre, ce n'est pas de faire
une médication symptomatique et de s'attaquer au
symptôme hyperthermie, mais de remonter à la
cause elle-même.

Ce n'est pas sans raison que je vous avais cité
l'exemple du panaris. Voici un individu qui a un

panaris avec une forte fièvre. Pour apaiser sa fièvre, le meilleur moyen n'est pas de lui donner des antithermiques, ou des bains froids, c'est d'ouvrir son panaris, de laver la plaie, et de tarir la suppuration microbienne qui est la cause même de cette fièvre. *On guérit une fièvre en agissant sur la cause et non sur le symptôme.*

La pratique est facile dans le cas du panaris : elle est terriblement plus compliquée dans les fièvres infectieuses, ce qui ne veut pas dire que le précepte soit moins irréprochable.

*
* *

Vous m'excuserez de n'avoir pu vous donner qu'un résumé très élémentaire, douloureusement incomplet. J'ai voulu seulement ici vous donner des lois très générales, et vous montrer par un exemple éclatant le rôle important de la physiologie dans les reblèmes de la médecine. Non que je prétende mettre une opposition sacrilège entre la clinique et la physiologie. Comme je l'ai dit maintes fois, ceux qui veulent opposer la clinique à l'expérimentation, n'ont rien compris, ni à la clinique, ni à l'expérimentation. Cela est évident.

En tout cas retenez bien ceci, qui est fondamental, et qui vous indiquera avec précision la nature essentielle de la fièvre: c'est, *par les toxines microbiennes, un empoisonnement du système nerveux portant surtout sur le système régulateur de la chaleur.*

IV

L'ASPHYXIE

Mesdames,

Le mot asphyxie, tel qu'il a été adopté par l'usage, signifie la suppression de la fonction respiratoire.

Il faut donc, pour bien comprendre le phénomène de l'asphyxie, savoir en quoi consiste la respiration.

Comme je vous l'ai dit déjà, c'est Lavoisier qui a le premier indiqué la nature essentielle de la respiration. L'air est constitué par un mélange gazeux d'oxygène et d'azote. Sur 100 litres d'air, il y a 21 litres d'oxygène et 79 litres d'azote. Or l'azote ne semble avoir aucun rôle dans la respiration, sinon de diluer l'oxygène. C'est l'oxygène seul qui est utile; c'est lui qui est l'*air vital*, et qui entretient la vie.

Placez un animal quelconque dans un milieu où

il n'y a pas d'oxygène; il meurt asphyxié. Les poissons respirent l'oxygène dissous dans l'eau; et, quand on les met dans de l'eau qui a été bouillie, c'est-à-dire privée d'oxygène par l'ébullition, ils meurent asphyxiés, tout comme les mammifères et les oiseaux placés dans des milieux gazeux dépourvus d'oxygène. Les plantes, elles aussi, ont besoin d'oxygène pour vivre. L'oxygène seul entretient la vie des êtres à la surface du globe.

Si la proportion d'oxygène est plus forte que 21 p. 100, la vie peut continuer sans aucun dommage. On a pu faire vivre des animaux pendant longtemps dans de l'oxygène pur. Mais l'inverse n'est pas vrai. Autrement dit, si l'on vient à diminuer la quantité d'oxygène de l'air, la mort survient, plus ou moins vite, selon le degré de raréfaction du gaz vital.

L'asphyxie s'observe quand on met un animal dans un milieu dit *confiné*, c'est-à-dire qui ne se renouvelle pas, parce qu'il n'y a p s libre passage avec l'air extérieur. Dès que la proportion d'oxygène tombe au-dessous de 18 p. 100, il y a une certaine gêne respiratoire, avec malaise, sensations pénibles d'angoisse et d'étouffement. Dans des milieux contenant moins de 12 p. 100 d'oxygène, c'est l'asphyxie qui survient, assez lente d'abord, mais rapide, dès que la proportion d'oxygène est inférieure à 8 p. 100.

Dans un milieu confiné, tel qu'une chambre

hermétiquement close dans laquelle respirent des animaux ou des individus, il n'y a pas seulement diminution d'oxygène; il y a aussi accroissement du gaz acide carbonique exhalé par nos poumons pendant la respiration. On prétend souvent que les accidents asphyxiques sont dus à cet excès d'acide carbonique. Mais c'est une énorme erreur. L'acide carbonique, encore qu'il soit inutile à la respiration, n'est pas toxique. On peut vivre dans un mélange gazeux où il y a 15 p. 100 d'acide carbonique, et même davantage. C'est le défaut d'oxygène qui, dans les atmosphères confinées, entraîne la mort.

Si l'oxygène exerce une action aussi puissante, aussi nécessaire, c'est parce qu'introduit par l'inspiration dans les poumons il pénètre dans le sang. Et en effet les globules rouges du sang contiennent une substance, appelée hémoglobine, qui a la propriété de fixer l'oxygène de l'air. Entre l'air et le sang il se fait une combinaison chimique qu'on appelle l'oxyhémoglobine. Un litre de sang peut absorber environ un quart de litre d'oxygène, grâce à l'hémoglobine de ses globules.

Or cette oxyhémoglobine a une très curieuse propriété : après avoir pris dans le poumon l'oxygène, elle peut facilement céder aux cellules vivantes cet oxygène qu'elle a pris. Toutes les cellules du corps, celles du cerveau, des muscles, des glandes, qui sont baignées par le sang, empruntent au sang

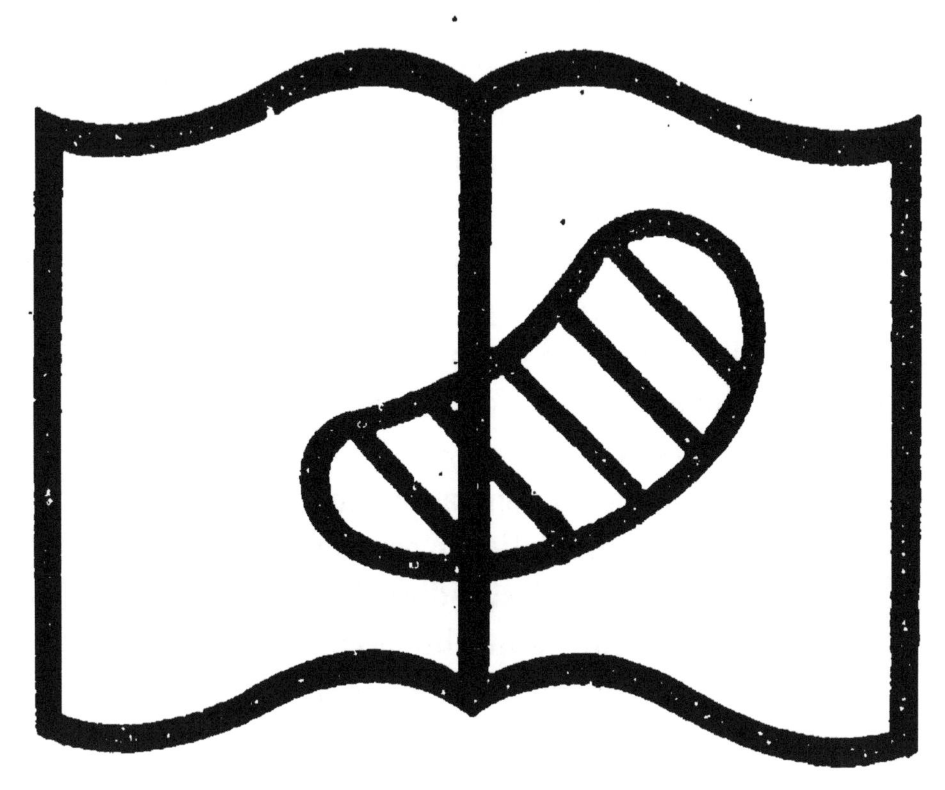

Illisibilité partielle

VALABLE POUR TOUT OU PARTIE DU
DOCUMENT REPRODUIT

artériel qui leur arrive en abondance l'oxygène qu'il contient, et elles se servent de cet oxygène pour leur vie propre, qui ressemble à une combustion. Alors, dès que cette combustion ne peut plus se faire, elles meurent. Par conséquent, si, pour une cause ou une autre, le sang ne peut plus se charger d'oxygène, ni apporter le gaz vital aux cellules, celles-ci sont forcées de mourir, et de mourir asphyxiées.

Ainsi le sang nous apparaît comme le véhicule de l'oxygène. La circulation, c'est ce perpétuel courant de sang artériel (c'est-à-dire chargé d'oxygène) qui va vers les cellules qui lui prennent son oxygène, puis, devenu veineux, il part des cellules pour retourner au cœur et aux poumons où il va retrouver l'oxygène nécessaire.

En somme, comme Lavoisier l'avait merveilleusement indiqué, la vie est une flamme. Une bougie brûle, parce que le carbone et l'hydrogène qu'elle contient se combinent à l'oxygène pour donner de l'acide carbonique et de l'eau, avec chaleur et lumière. De même les cellules brûlent leur carbone et leur hydrogène pour donner de l'acide carbonique et de l'eau avec dégagement de chaleur. Que l'atmosphère où brûle une bougie ne contienne plus d'oxygène, et la flamme s'éteindra. De même, que nos cellules n'aient plus l'oxygène (du sang) à leur disposition, et la flamme de la vie s'éteindra.

La première question à résoudre est celle-ci : combien de temps faut-il pour mourir d'asphyxie?

Mais, posée ainsi, la question est insoluble; car la durée de l'asphyxie est extrêmement variable avec les espèces animales sur lesquelles on expérimente.

Vous savez qu'il y a des animaux dits à sang froid, dont la température est égale à celle du milieu ambiant, c'est-à-dire bien plus basse, sauf exception, que celle des animaux à sang chaud (mammifères et oiseaux). Ceux-là ont une température constante, quelles que soient les variations thermiques extérieures. Les animaux à sang froid et à sang chaud ont besoin, les uns comme les autres, d'oxygène; mais l'urgence est moindre chez les animaux à sang froid; car la flamme de la vie est chez eux peu intense : c'est une pâle et vacillante flamme, tandis que, chez les oiseaux et les mammifères, la combustion est très vive. Alors les animaux à sang chaud seront asphyxiés très vite, tandis que les animaux à sang froid résisteront bien plus longtemps.

Mettez sous une cloche privée d'air une grenouille et un pigeon. Au bout d'une minute le pigeon sera mort; alors que la grenouille ne semblera s'apercevoir de rien. Même au bout de deux heures, c'est à peine si elle donnera quelques signes d'asphyxie.

Par conséquent il y a des animaux qui s'asphyxient très vite, et d'autres très lentement. En outre, pour les animaux à sang froid, comme le froid ralentit leurs combustions, si la température est très basse, ils ne seront asphyxiés qu'après un temps très long. Dans de l'eau glacée, une grenouille privée d'air n'est pas asphyxiée, même en 24 heures.

Mais, si intéressantes que soient ces études de physiologie comparée, je veux surtout m'occuper ici de l'asphyxie au point de vue médical, c'est-à-dire de l'asphyxie chez l'homme.

Le temps pendant lequel un homme peut rester sans respirer, nous pouvons le savoir en suspendant notre respiration. Au bout d'une minute et demie environ, l'angoisse devient insupportable, et nous sommes forcés de faire une grande, profonde inspiration. Même après avoir, avant cette petite expérience, respiré fréquemment pour introduire dans notre sang la plus grande quantité d'oxygène qu'il puisse contenir, nous ne saurions rester sans respirer que pendant deux minutes. Les plongeurs les plus habiles ne peuvent — si on ne leur envoie pas d'air — rester plus de trois minutes sous l'eau.

Quand un homme, ne sachant pas nager, tombe à l'eau et est submergé, le temps de l'asphyxie est plus rapide encore. Au bout d'une minute et demie environ il est mort; car il a rejeté par des expirations irrésistibles et involontaires tout l'air contenu dans ses poumons : cet air est remplacé par de l'eau, qui est irrespirable.

J'ai précisé chez divers animaux le temps nécessaire pour amener la mort dans l'asphyxie par submersion. Les petits oiseaux meurent en 35 secondes; les poules et les pigeons, en 45 secondes; les chiens, en une minute 15 secondes. Entre une minute 15 secondes et une minute 45 secondes on ne peut être assuré que la mort est inévitable, car par diverses manœuvres on arrive quelquefois, mais pas toujours, à sauver des chiens qui sont restés sous l'eau moins de une minute 45 secondes. Passé ce temps, on ne peut plus jamais les ranimer. Aussi pour les chiens — et on peut supposer qu'il en est de même, à très peu de chose près, pour l'homme, — après une minute 15 secondes, toujours survie, après une minute 45 secondes, jamais de survie.

Il n'y a donc pas lieu d'ajouter foi à ces récits de naufragés ayant survécu à des immersions de cinq, ou dix, ou vingt minutes. Si l'immersion a été totale, c'est-à-dire si les malheureux ne sont pas revenus à la surface pour respirer quelques bouffées d'air, au bout de deux minutes, ils sont irrémédiablement condamnés. Mais les assistants qui ont vu le naufrage se trompent singulièrement dans l'appréciation du temps, une durée de deux minutes paraît alors prodigieusement longue, de sorte qu'ils affirment naïvement que la submersion a été bien plus prolongée.

Dans la pendaison et la strangulation la mort est due à d'autres causes que l'asphyxie proprement dite, car la corde a probablement brisé la colonne vertébrale, et dilacéré le bulbe, organe fondamental de notre existence.

Bien entendu il ne faut pas confondre les gaz toxiques avec l'asphyxie. On parle communément aujourd'hui de *gaz asphyxiants*, dégagés par les obus que lancent les Allemands contre nos lignes de soldats. Mais ce n'est pas de l'asphyxie; c'est de l'intoxication. L'air devient irrespirable quand il y a seulement un millième de chlore, ou un millième d'oxyde de carbone, ou un cinq millième d'oxychlorure de carbone. Ce n'est pas que l'oxygène fasse défaut. Changer d'un millième les proportions d'oxygène, c'est un changement absolument inappréciable, si le gaz qui remplace l'oxygène est inoffensif comme l'azote ou l'hydrogène. Mais il en est tout autrement si ce gaz, est toxique, irritant, comme le chlore, qui détruit l'épithélium pulmonaire, ou si ce gaz, comme l'oxyde de carbone, se combine à l'hémoglobine des globules rouges, pour les rendre inertes et incapables de remplir leur fonction, c'est-à-dire de porter l'oxygène aux cellules. Les *vagues* de chlore ou de brome, jetées par les Allemands, ne déterminent jamais la mort par asphyxie, mais par intoxication. Tout de même le langage usuel, très défectueux, s'est imposé et tout le monde se sert du mot impropre de gaz asphyxiants.

Chez les nouveau-nés la résistance à l'asphyxie est bien plus grande que chez l'adulte. Buffon, notre grand naturaliste, avait déjà noté ce fait curieux que l'on ne peut asphyxier des petits chats nouveau-nés, en les immergeant dans l'eau, qu'au bout de cinq à dix minutes. Le nouveau-né a encore la vie presque anaérobie du fœtus, lequel se contente de quantités d'oxygène très faibles, puisqu'il prend de l'oxygène aux artères de la mère, par diffusion, en proportions qui seraient tout à fait insuffisantes pour un adulte.

Les animaux hibernants, qui ont la très étonnante propriété de vivre à une température très basse (marmottes, hérissons, chauves-souris), résistent aussi très longuement à l'asphyxie. C'est toujours la même comparaison avec la flamme qu'on doit faire. Quand la flamme est peu intense, et que la combustion est faible, la réserve d'oxygène contenue dans le sang est lente à disparaître.

Une autre singularité que je tiens à vous signaler, c'est celle des animaux plongeurs, qui, par suite de divers mécanismes, trop longs à exposer ici, résistent à des submersions prolongées. Je fais souvent à mes cours cette expérience bien instructive. Je mets dans la cuve un canard et un pigeon. Au bout de 45 secondes, je retire le pi eon ; il est mort. J'en mets un autre, et je le retire encore ; mort au bout de 45 secondes. Il semble que j'aie oublié le canard. Je montre aux élèves que les deux pigeons sont irrémédiablement morts. J'attends encore une minute, et je remets un troisième pigeon, que je laisse une minute encore. Au bout d'une minute, il est mort ; alors je le retire, et je pense seulement au canard qu'on retire parfaitement vivant, et qui ne paraît nullement incommodé. De fait, un canard peut rester cinq, six, sept minutes sous l'eau sans aucun trouble asphyxique.

Un des premiers symptômes extérieurs de l'asphyxie, c'est le changement de coloration du sang. L'hémoglobine combinée à l'oxygène est d'un rouge vif, rutilant, clair. C'est la couleur du sang artériel qui, venant des poumons, retourne au cœur gauche, et est envoyé par le cœur gauche dans tous les tissus. L'hémoglobine privée d'oxygène est d'un rouge noir, violacé, foncé : c'est la couleur du sang veineux qui revient au cœur droit, pour être par le cœur droit envoyé aux poumons afin d'y reprendre de l'oxygène.

Aussi bien, dès que le sang ne peut plus

s'oxygéner (s'artérialiser, comme on dit souvent) reste-t-il noir foncé. Un animal qui ne trouve plus d'oxygène dans ses poumons a, même dans ses artères un sang tout à fait noir. Bichat l'a montré dans une très belle expérience. Avant lui on croyait que l'asphyxie était due à l'arrêt de la circulation du sang dans les poumons ; car les poumons des animaux asphyxiés sont très congestionnés. Mais Bichat a bien prouvé que, pendant l'asphyxie, le sang continue à circuler ; car une artère ouverte continue alors à donner, comme avant l'asphyxie, un jet de sang saccadé, rythmique, répondant aux mouvements systoliques du cœur. Pourtant ce sang, au lieu d'être vermeil et rutilant comme à l'état normal, est noir foncé. Le sang des artères est identique alors au sang des veines.

Chez les individus qui s'asphyxient, tout le sang devient noir. Les veines se gonflent ; les muqueuses bleuissent ; cela se voit bien aux lèvres par exemple, violacées chez les individus asthmatiques qui respirent mal. Sur les chiens, pour voir les progrès de l'asphyxie, il suffit de regarder la circulation de la langue. Tant que la langue est rosée, nul danger d'asphyxie à craindre ; si elle bleuit, noircit, c'est que l'asphyxie est imminente. (A ce propos, suivez bien, chez les individus chloroformés, la couleur de la langue ; elle vous apprendra, mieux que tout autre signe, l'état de la respiration).

Je vous signalerai aussi une autre expérience que vous pourrez faire sur vous-même. Dans l'obscurité d'une chambre, mettez votre main devant une forte lampe très éclairée, de manière à essayer de cacher complètement toute lumière de la lampe. Vous verrez à travers votre main la lumière sous la forme d'une lueur rouge, rose, très claire. C'est la couleur du sang qui donne cette coloration. Alors faites au poignet un nœud solide qui arrête la circulation de la main ; et vous verrez graduellement la teinte rosée disparaître pour être remplacée par une teinte de plus en plus noire. C'est l'asphyxie locale de la main. Les tissus consomment l'oxygène que le sang y avait apporté. Et, comme, par suite de la ligature faite au poignet, un nouveau sang oxygéné ne peut y arriver, le sang, de plus en plus privé d'oxygène, devient de plus en plus noir.

* * *

Suivons maintenant, minute par minute, presque seconde par seconde, ce qui se passe dans l'asphyxie, telle qu'on peut la provoquer expérimentalement, sur un chien ou un lapin, en introduisant une canule avec robinet dans la trachée ouverte. Selon qu'on ouvre ou qu'on ferme le robinet, le chien peut ou non respirer[1].

1. La mort est bien plus tardive alors que dans l'asphyxie par submersion, car l'animal peut utiliser tout l'air qui est dans ses poumons ; tandis que, s'il est asphyxié par submersion,

Et vous vous rappelez peut-être ce que je disais à propos du chloroforme ; à savoir que le chloroforme empoisonne le système nerveux, d'abord, et, dans le système nerveux, suivant leur hiérarchie, les cellules très sensibles, sensibles et moins sensibles.

Les plus fragiles des cellules nerveuses sont celles de l'idéation, de l'intelligence, de la mémoire. Ce sont celles-là qui sont paralysées les premières. Après quelques secondes d'angoisse atroce, de souffrances intenses, bien vite la conscience disparaît. On perd connaissance. Un vertige passe devant les yeux, et toute trace de pensée est éteinte. Pourtant l'individu s'agite, se débat, fait des efforts ; mais cette agitation et ces efforts ne laissent aucun vestige dans le souvenir. C'est la première période de l'asphyxie, tout à fait analogue à celle de la chloroformisation. Fin de la conscience, une minute à peu près.

Dans la seconde période, il y a encore des réflexes ; mais ces réflexes s'affaiblissent de plus en plus. Quant à la respiration, qui a été d'abord anxieuse, profonde, angoissée, précipitée, elle se ralentit et disparaît. Seconde période ; fin de la respiration. Une minute encore à peu près.

La troisième période est d'une demi-minute environ. C'est la fin des réflexes. Alors tout a disparu.

comme, dès le début, il a rejeté l'air intra-pulmonaire, qui est remplacé par de l'eau, il s'est privé de cette réserve d'air vital. Un chien à trachée liée, plongé dans l'eau, ne meurt qu'au bout de 5 ou 6 minutes.

Il n'y a plus d'activité dans le système nerveux que pour l'innervation du cœur. Plus de conscience, plus de respiration ; plus de réflexes. Les pupilles sont largement dilatées. La coloration des muqueuses est d'un violet noir. L'intestin est congestionné. Il y a émission d'urine et de matières fécales.

Mais le cœur continue à battre, et même à battre avec très grande force. Seulement il est très ralenti.

Arrêtons-nous un instant sur le ralentissement du cœur; car c'est un des syndromes les plus intéressants dans l'histoire de l'asphyxie.

La pneumogastrique, ou nerf de la X° paire, part du bulbe pour se rendre au cœur (ou plutôt aux ganglions nerveux du cœur.) Or, si on l'excite par l'électricité, au lieu de stimuler les mouvements du cœur, on les ralentit, ou même on les arrête. C'est donc un nerf de modération ; un nerf d'arrêt.

Quand on a coupé les deux pneumogastriques, le cœur bat avec une plus grande fréquence. Au contraire, quand on les excite, le cœur bat avec une plus grande lenteur et même suspend complètement son mouvement.

Or, si, dans la quatrième période de l'asphyxie, le cœur, qui, au début battait avec une extrême fréquence, passe à un extrême ralentissement, c'est parce qu'il est excité par les pneumogastriques. Et il est excité par les pneumogastriques, parce que le bulbe, d'où partent ces nerfs, est lui-même excité par le déficit d'oxygène, déficit agissant à la manière d'un poison.

Les physiologistes ont prouvé qu'il en est bien ainsi par quelques expériences tout à fait démonstratives. Sur un chien asphyxié, dont le cœur est très ralenti, on coupe les deux pneumogastriques, et aussitôt le cœur se remet à battre avec fréquence, comme à l'état normal. Si au lieu, de couper les pneumogastriques, on fait une injection de sulfate d'atropine, poison qui a la propriété de supprimer toute relation physiologique entre les ganglions du cœur et les pneumogastriques, alors le cœur ne se ralentit plus. On n'observe jamais le ralentissement asphyxique du cœur chez les animaux que l'atropine a empoisonnés, parce qu'alors les pneumogastriques ne peuvent plus exercer leur pouvoir modérateur.

Et on comprend sans peine la finalité de cette action d'arrêt. Plus le cœur se contracte, plus il y a consommation d'oxygène. Il faut donc, pour ménager cette précieuse source de vie, qu'il y ait économie de combustion. D'autant plus que les contractions cardiaques, quand le myocarde est en vie anaérobie, produisent des poisons délétères. Un animal asphyxié meurt d'autant plus vite que son cœur ne se ralentit pas. Un chien, aux pneumogastriques coupés, ou, ce qui revient au même, ayant subi une injection d'atropine, meurt en trois minutes, alors qu'un chien normal, dont le cœur peut se ralentir, ne meurt qu'en cinq ou six minutes.

Mais, au bout de cinq ou six minutes, tout d'un coup, le cœur qui était très lent, se remet à battre avec une extrême fréquence. Si alors immédiatement on ne rend pas de l'air aux poumons, si on ne fait pas tout de suite la respiration artificielle, la mort est fatale. Tant que le cœur bat lentement, rien n'est à craindre. Dès que le cœur s'accélère (après la période de ralentissement), il faut, si l'on veut prévenir sa mort, se hâter de rendre de l'oxygène.

Rien n'est plus merveilleux que le retour de la vie avec le retour du gaz vital. C'est un spectacle que je ne me lasse pas d'admirer. En quelques secondes, le cœur redevient normal ; les muqueuses, violacées, deviennent rosées ; de grandes inspirations spontanées reparaissent. Les réflexes se rétablissent ; la conscience recommence. C'est une presque miraculeuse résurrection. Ce cadavre se ranime. Cette flamme, qui était presque éteinte, brille de nouveau. Absolument comme une bougie, placée en un milieu confiné, reprend lumière et chaleur, quand on introduit de l'air dans la cloche où sa flamme vacillait, chancelante.

Si l'on ne fait pas la respiration artificielle, alors, au bout de quelques secondes, le cœur bat de plus en plus faiblement, et s'arrête. Mais cette fois l'arrêt est définitif, et rien ne pourra plus réveiller ses contractions.

Alors survient un autre phénomène, qui de tout temps a frappé l'imagination des hommes. C'est ce qu'on appelle le dernier soupir. Depuis longtemps il n'y avait plus aucun effort inspiratoire ; mais cette fois, quand le cœur s'est pour toujours arrêté, une grande inspiration, très profonde, se produit : un *dernier soupir*, comme si l'organisme faisait une désespérée tentative pour introduire quelques parcelles d'air vital dans le poumon. Tentative d'ailleurs le plus souvent inutile ; car souvent, au moment où se produit le dernier soupir, il n'y a plus à attendre quelque retour à la vie, même avec la respiration artificielle.

En général, le dernier soupir n'est pas unique : il est suivi de deux, ou trois, ou quatre inspirations agoniques, de plus en plus faibles, et puis c'est tout.

A l'autopsie des animaux asphyxiés, on trouve les viscères gorgés d'un sang tout à fait noir. Le cœur est dilaté au maximum ; et le sang est aussi noir dans le cœur gauche que dans le cœur droit.

C'est même cette observation, pour le dire en passant, qui a amené Claude Bernard à distinguer l'asphyxie (par défaut d'oxygène) de la mort par l'oxyde de carbone. On croyait avant lui que la mort par la vapeur de charbon (C O. oxyde de carbone) était simplement de l'asphyxie. Mais il ne peut en être ainsi, a dit Claude Bernard ; car, chez les animaux tués par l'oxyde de carbone, le sang est rutilant partout, d'un rouge très vif, très clair, aussi bien dans les veines que dans les artères. Donc ce n'est pas de l'asphyxie. Et cette observation l'a amené à faire une de ses plus belles découvertes : la fixation de l'oxyde de carbone sur l'hémoglobine des globules rouges.

***

Il faut rattacher à la mort par asphyxie, la mort par diminution de la pression barométrique.

Vous savez qu'à mesure qu'on s'élève dans l'atmosphère, quoique les proportions d'oxygène et d'azote restent identiques, la pression gazeuse va en diminuant, et en diminuant assez vite.

Pour vous donner de cette diminution de pression une notion mnémotechnique, au Mont Blanc, la plus haute montagne de l'Europe, dont l'altitude est de 4.800 mètres, la pression barométrique est la moitié à peu près de la pression barométrique au niveau de la mer.

Or l'hémoglobine ne se combine avec l'oxygène de l'air que si la pression barométrique est au-dessus de 100 millimètres. A mesure que la pression de l'oxygène diminue, il y a un certain départ des gaz dissous dans le sang, de sorte qu'avec des pressions barométriques, de plus en plus faibles, le sang contient de moins en moins d'oxygène. Certes il reste encore de l'oxygène, mais cet oxygène est en proportions décroissantes, de sorte que l'organisme en souffre.

Ces souffrances produites par la diminution de la pression barométrique sont connus des aéronautes, et de tous les voyageurs qui font des ascensions de montagnes. C'est ce qu'on appelle le mal des montagnes. Paul Bert a bien prouvé que les accidents du mal des montagnes sont dus à un déficit d'oxygène : car, la pression atmosphérique ayant baissé, la quantité d'oxygène qui entre dans le sang devient insuffisante à nos besoins.

Et, bien entendu, ces accidents sont dus à des troubles du système nerveux, puisque aussi bien c'est lui qui toujours est le plus accessible. Douleurs de tête ; vomissements, ou au moins nausées; perte totale d'appétit; insomnies avec cauchemars la nuit ; somnolences invincibles le jour ; défaut absolu d'énergie morale ; fatigue extrême, allant jusqu'à l'impuissance musculaire presque totale; palpitations de cœur; respirations angoissées, dysnnéiques. Bref, troubles de toutes les fonctions organiques, qui sont toutes réglées et commandées par le système nerveux.

Ces troubles dus à l'abaissement de la pression barométrique ne sont pas tout à fait comparables à l'asphyxie. Mais la discussion de cette importante question nous entraînerait trop loin. Je me contenterai de vous indiquer une très curieuse observation, faite d'abord par Viault, professeur de physiologie à Bordeaux, qui vous prouvera, mieux que toute théorie, l'adaptation admirable de nos tissus et de nos humeurs aux conditions variables de notre existence.

Le nombre des globules rouges augmente quand la pression barométrique diminue. Ainsi notre sang réussit à combattre le déficit en oxygène, par un bien singulier procédé assez mystérieux encore ; l'augmentation du nombre des globules.

Cette augmentation est très rapide. En trois ou quatre heures, parfois même, dit-on, plus vite encore, le nombre des globules rouges a cru dans la proportion de 5 à 7.5. L'oxygène faisant défaut, la nature y supplée en accroissant le nombre des éléments du sang qui fixent l'oxygène.

*
* *

Il s'agit maintenant d'étudier, très brièvement, le traitement de l'asphyxie.

Et, bien entendu — c'est une grande naïveté de le dire — il faudra avant tout supprimer la cause de l'asphyxie. S'il y a des corps étrangers dans les voies aériennes, les enlever: faire la trachéotomie si le larynx est comprimé ou oblitéré : donner de l'oxygène si le milieu respiratoire est insuffisant, etc.

Le traitément de l'asphyxie est donc, en principe, d'une simplicité élémentaire : fournir de l'air aux poumons.

Deux cas différents se présentent : ou l'individu fait encore des efforts inspiratoires. Ou il n'en fait pas.

S'il fait des inspirations, c'est que le système nerveux n'est pas encore profondément lésé. Alors le plus souvent c'est qu'il y a un obstacle à la pénétration de l'air jusqu'au poumon, ou c'est qu'il n'y a pas d'air.

Dans le cas de submersion, le noyé qu'on retire de l'eau et qui fait encore des inspirations, a de l'eau dans ses poumons. Il faut donc avant tout libérer le poumon de l'eau qu'il contient. Pour cela on met le noyé la tête en bas.

Mais les asphyxies dans lesquelles les mouvements respiratoires ont continué — à supposer d'ailleurs qu'il n'y a pas d'obstacle mécanique au passage de l'air dans les voies aériennes — ne sont pas les asphyxies les plus redoutables.

Un asphyxié court rarement de vrais dangers s'il peut encore respirer spontanément, et si les bronches et la trachée sont libres.

*
* *

Il ne faut pas omettre une cause d'asphyxie, importante et grave, en ce moment surtout, alors que les projectiles de guerre peuvent perforer le thorax.

Quand le thorax est ouvert, l'air pénètre dans la plèvre, et la respiration ne peut plus se faire. Les mouvements respiratoires continuent, anxieux, désespérés, mais ils sont inefficaces à faire pénétrer de l'air dans les poumons. En effet, si l'air entre dans les poumons, c'est parce qu'en se dilatant le thorax entraîne avec lui le parenchyme pulmonaire qui est collé à lui; car il n'y a pas d'air dans la plèvre fermée complètement. Et si, par un traumatisme quelconque, la plèvre est ouverte, alors l'air pourra y pénétrer; car le poumon, appareil élastique, va exercer toute son élasticité, il va se rétracter, se coller à la colonne vertébrale, s'affaisser; et tout effort respiratoire des muscles thoraciques n'aura aucun effet sur son ampliation.

Donc le poumon restera immobile; car sa mobilité, sur l'individu normal, est due uniquement à ce qu'il reste collé au thorax et suit le thorax dans ses alternatives de dilatation et de rétraction. On appelle *pneumothorax*, la pénétration de l'air dans la plèvre, et on dit qu'il y a *pneumothorax traumatique*, quand il est la conséquence d'une blessure à la poitrine.

Pour diverses raisons, le pneumothorax n'est pas toujours en soi mortel. Mais il y a souvent menace d'asphyxie. Dans ce cas il faut combattre l'asphyxie par le procédé héroïque, simple et efficace, et presque unique, c'est la respiration artificielle.

La respiration artificielle signifie que par des procédés quelconques on introduit rythmiquement de l'air dans les poumons. Et, au point de vue physiologique, la respiration artificielle entretient la vie tout aussi bien que la respiration normale, naturelle. On peut faire vivre des chiens ou des lapins pendant plusieurs heures, — quand pour une cause ou une autre ils sont incapables de respirer spontanément — en leur insufflant de l'air dans les poumons par un soufflet animé d'un mouvement rythmique régulier.

Ce qu'il vous importe avant tout de savoir, c'est comment il faut faire la respiration artificielle. Car, je le répète encore, c'est le seul moyen, le seul, absolument le seul, qui permettra de rappeler à la vie des individus en état d'asphyxie.

Si vous n'avez, comme c'est le cas le plus fréquent, aucun appareil à votre disposition, il faut faire la compression rythmique du thorax. On comprime le thorax en appuyant (rythmiquement toujours) avec force sur la poitrine. Le thorax revient, après avoir été comprimé, à sa position primitive, et on continue cette manœuvre jusqu'à ce que la respiration naturelle soit revenue.

Un des avantages de cette méthode, c'est que par

la compression du thorax on n'agit pas seulement sur la respiration ; on peut aussi quelque peu presser sur le cœur, qui, à cette période d'asphyxie profonde, est dilaté et gorgé d'un sang noir. La compression favorise la déplétion du ventricule droit surchargé d'un sang toxique.

En même temps qu'on comprime le thorax, il est bon de tirer la langue en avant, de manière à maintenir la glotte largement béante.

Laborde a préconisé les tractions rythmées de la langue, et il a obtenu ainsi des succès remarquables dans de multiples cas d'asphyxie. En tirant ainsi rythmiquement la langue en avant, on détermine des mouvements pulmonaires efficaces, comme on peut s'en assurer en constatant sur le cadavre les effets de ces tractions de la langue sur l'ampliation du poumon.

Pour faire pénétrer de l'air dans le poumon, en agissant plus énergiquement que par la compression pulmonaire, on peut faire l'insufflation bouche à bouche : car rarement on a le temps de faire la trachéotomie, et on n'a pas toujours de soufflet à sa disposition. En soufflant alors avec force et en collant notre bouche sur la bouche du noyé ou de l'asphyxié, nous faisons passer dans ses poumons l'air qui était dans notre poitrine.

De fait, à moins qu'on n'ait toute une instrumentation, il n'y a que trois moyens de faire la respiration artificielle, moyens qui ne s'excluent nullement, et qu'on doit employer tour à tour, *sans se lasser*. C'est la compression du thorax, les tractions rythmées de la langue et l'insufflation bouche à bouche.

Bien entendu d'autres pratiques adjuvantes sont utiles, même nécessaires. Placer l'asphyxié la tête en bas, pour qu'il n'y ait pas anémie cérébrale; le réchauffer avec des linges chauds; stimuler la peau et le thorax par une sorte de fustigation, par des excitants électriques forts.

Chez les enfants nouveau-nés, au moment de la naissance, la première respiration parfois ne s'établit pas tout de suite. Le bulbe, qui commande les mouvements respiratoires, est un peu paresseux à réagir. Le nouveau-né est alors, comme on dit, en état de mort apparente. Aussi, pour stimuler le bulbe à inciter des mouvements respiratoires, des excitations réflexes de la peau sont-elles très efficaces.

Et je terminerai par une recommandation formelle d'une extrême importance.

Tant que le cœur bat, même très faiblement, on peut espérer, par la respiration artificielle, sauver un individu asphyxié. Donc il ne faut cesser d'agir que lorsqu'on est certain, absolument certain, que le cœur ne bat plus. Le cœur, quand il s'est arrêté, une demi-minute ou une minute, ne revient pas à la vie; tandis que les centres nerveux, qui commandent la respiration, même s'ils sont restés inertes pendant des heures et des heures, peuvent renaître et reprendre leur activité.

Donc, tant que le cœur bat encore, continuez à faire, sans vous lasser, une vigoureuse respiration artificielle.

Allez plus loin encore. Même quand le cœur ne bat plus, essayez encore la respiration artificielle. Êtes-vous sûres qu'il n'y a pas quelques faibles contractions, à peine perceptibles, du cœur? Mieux vaut avoir prolongé une respiration artificielle inutile que d'avoir négligé la résurrection de l'asphyxié.

QUELQUES TABLEAUX SCHÉMATIQUES

TABLEAU I

Prix approximatifs de quelques aliments usuels

A. — *Prix de* 2.500 *calories* (en francs)

Ecrevisses	22 »	Lapin	5 40
Rognons	16 »	OEufs	2 35
Asperges	16 »	Gruyère	2 15
Saumon	14 »	Beurre	1 20
Homard	14 »	Lait	1 20
Jambon	11 50	Farine	» 90
Sole	11 »	Riz	» 70
Bœuf	10 »	Pommes de terre	» 75
Poulet	10 »	Pain	» 50
Veau	8 »	Sucre	» 40
Porc	7 »	Lentilles et pois	
Mouton	7 »	secs	» 40
Oie	5 50		

B. — *Prix de* 100 *grammes de matière azotée* (en francs)

Pommes et fruits	25 »	Saumon	2 »
Asperges	7 »	Choux	2 »
Homard	4 »	Jambon	1 »
Perdrix	2 70	Poulet	1 40
Rognons	2 20	Bœuf	1 50

Riz.	1 50	Oie.	» 75
Œufs	1 15	Lait.	» 85
Gruyère	1 15	Pain.	» 50
Farine de blé.	1 »	Morue.	» 50
Pommes de terre.	1 »	Hareng	» 25
Porc.	» 95	Pois secs.	» 25
Mouton.	» 85	Lentilles.	» 20
Lapin..	» 75		

TABLEAU II

Teneur des aliments en hydrates de carbone

(sucre ou amidon)

pour 100 grammes.

Sucre	100	Pommes de terre.	17
Riz.	83	Raisin	14
Farine.	68	Amandes.	9
Lentilles.	56	Pommes	8
Pois.	52	Lait.	4
Haricots.	50	Œufs.	0,8
Pain.	47		

TABLEAU III

Teneur des aliments en matière azotée

(pour 100 grammes.)

Fromage	33	Riz.	5
Lentilles.	26	Lait.	4
Pois.	22	Choux.	2
Haricots	22	Pommes de terre..	1,3
Viande.	21	Raisin.	0,7
Froment	13	Pommes.	0,4
Pain.	7		

TABLEAU IV

Titre de diverses solutions antiseptiques

(pour un litre, en grammes)

Sels de mercure ou d'argent. 0,05
Eau oxygénée. 0,05
Iode. 0,25
Sels de cuivre. 0,50
Acide salicylique. 1
Acide picrique. 1,50
Acides minéraux.. 2,50
Phénol. 3
Permanganate de potasse. 3,50
Alun. 4,50
Tanin. 5
Acide borique. 7,50
Chloral. 9
Sulfate de fer. 10
Alcool. 95
Chlorure de sodium. 165
Glycérine. 225

———————

TABLE DES MATIÈRES

SAINT-DENIS. — IMPRIMERIE Vᵉ BOUILLANT ET J. DARDAILLON.

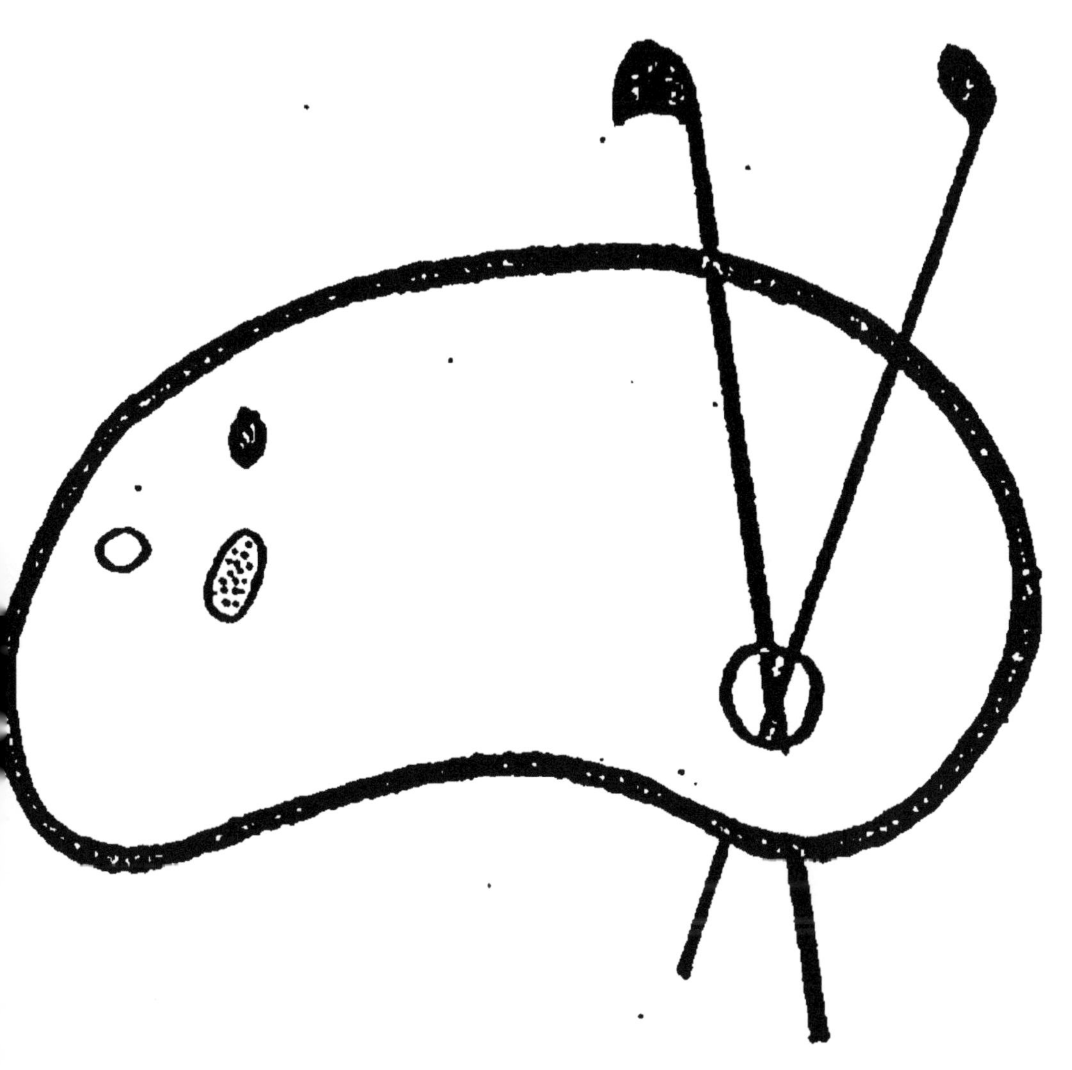

ORIGINAL EN COULEUR

NF Z 43-120-8